A dieta dos
HAMPTONS

Fred Pescatore

A dieta dos HAMPTONS

Os segredos da dieta dos ricos, famosos e magros

Tradução
Alice Xavier

BestSeller

CIP-Brasil. Catalogação-na-fonte
Sindicato Nacional dos Editores de Livros, RJ.

Pescatore, Fred, 1961
P571d A dieta dos Hamptons: os segredos da dieta dos ricos, famosos e magros/Fred Pescatore; tradução Alice Xavier. – Rio de Janeiro: Best*Seller*, 2006.

Tradução de: The Hamptons diet
Apêndices
ISBN 978-85-7684-040-4

1. Dieta de emagrecimento. 2. Dieta de emagrecimento – Receitas. 3. Emagrecimento. I. Título.

06-2922 CDD – 613.25
CDU – 613.24

Título original norte-americano
THE HAMPTONS DIET

Capa: Mello & Mayer Design
Editoração eletrônica: DFL

Impresso no Brasil

ISBN 978-85-7684-040-4

Este livro é dedicado a SHF, inteiramente e para sempre.

Nota do autor

As informações contidas neste livro refletem minha experiência e não pretendem substituir a orientação de seu médico. Não é meu objetivo diagnosticar doenças ou prescrever tratamentos. A intenção é apenas ajudar você a perder peso e se tornar mais saudável usando métodos que funcionaram para meus pacientes. Somente seu médico pode determinar se este programa lhe convém, de acordo com seu histórico clínico. O médico deve ser informado de todas as condições clínicas do paciente e de qualquer medicação ou suplemento alimentar que ele esteja utilizando. Se você estiver usando diuréticos ou medicação para diabetes, só deve adotar a dieta com acompanhamento médico. Além de se submeter a controles periódicos e supervisão, deve discutir com seu médico todas as dúvidas ou sintomas que possam surgir.

Caso você utilize as informações deste livro sem aprovação médica, estará recorrendo à automedicação, sobre a qual não assumimos nenhuma responsabilidade. Como no caso de qualquer plano, as fases de perda de peso deste programa nutricional não devem ser usadas por pacientes de diálise nem mulheres grávidas ou que estejam amamentando.

Sumário

Agradecimentos

Eu não poderia ter escrito este livro sem o apoio carinhoso e generoso de todos os meus pacientes ao longo de tantos anos. O fato de me confiarem sua vida e a de seus entes queridos é o verdadeiro testemunho da coragem e da fé que depositaram no processo de cura. Sem o estímulo deles eu jamais poderia ter feito o que fiz. Obrigado a vocês.

Também desejo agradecer a MW, DC, LL, AR, MI, AH, DR, TV, EM e, naturalmente, TM. São tantas as formas de me ajudar que seria impossível mencioná-las em tão reduzido espaço. Para mim, vocês todos significam muito, mesmo que nem sempre eu tenha a chance de lhes dizer isso. Muito obrigado.

Capítulo 1

O que é a Dieta dos Hamptons?

Hamptons é uma faixa de terra de quase 50km no litoral sul de Long Island, no estado de Nova York. Colonizada em meados do século XVII, a região tem árvores tricentenárias, centenas de hectares de terra arável, dunas magníficas, penhascos à beira-mar e praias estonteantes. O lugar realmente não tinha "acontecido" até o final do século XIX, quando foi construída uma ferrovia que o ligou à cidade de Nova York. Daquele momento em diante, o extremo oriental de Long Island se transformou em sinônimo de viver bem: sol, diversão, glamour e muito dinheiro.

O "campo" — como alguns dos moradores das cidades chamam a região — é um dos lugares mais bonitos do planeta. Você pode deixar as portas destrancadas, todo mundo se conhece pelo nome de batismo, consegue desfrutar toda a beleza de uma noite estrelada enquanto ouve o inebriante som das ondas quebrando na praia e ainda pode saborear uma excelente refeição. As casas são perfeitas como em um cartão-postal; os jardins, luxuriantes e convidativos; e o litoral e as praias estão cotados entre os melhores do mundo.

Cada estação tem seu encanto especial. O outono lhe confere cores deslumbrantes até onde os olhos conseguem alcançar. A primavera desabrocha com espantosa variedade de flores maravilhosas, para qualquer lado que se olhe. Mesmo no inverno as cidadezinhas têm um encanto incomparável. Nas festas de fim de ano, árvores pequenas, delicadas, lindamente iluminadas alinham-se ao longo de todas as ruas principais e algumas árvores de Natal até parecem flutuar em espelhos d'água.

Tenho uma casa de verão em East Hampton, e esta dieta foi formulada com base na convicção de que milhões de pessoas desejam ser magras, ricas e famosas — como vários de meus clientes. Como a maioria de nós nunca alcançará isso tudo, este livro irá mostrar a você como realizar duas dessas metas: você poderá ser rico em algo relevante — rico em gordura monoinsaturada (depois eu explico) — e magro, se adotar essa dieta comprovada, escolhida por muitos de meus clientes da região. A dieta ajudará você a perder peso e a adquirir um estilo de vida mais saudável.

Este livro é diferente de *Thin for Good*, meu primeiro livro sobre dieta para adultos, porque realmente trata dos fundamentos. *Thin for Good* explorava grande parte dos pressupostos científicos por trás da resistência à insulina, da síndrome metabólica (Síndrome X) e do diabetes. Em *A dieta dos Hamptons*, o leitor vai encontrar as ferramentas simples de que precisa para manter a saúde com o consumo de alimentos nutritivos. As dietas dos dois livros são uma abordagem modificada do baixo teor de carboidrato, mas a Dieta dos Hamptons é mais variada. Este livro se baseia no conjunto de informações que adquiri ao tratar um número muito maior de pacientes desde que o anterior foi lançado. *A dieta dos Hamptons* também se apóia nas descobertas científicas realizadas desde então. Agora você pode adotar a mais moderna e atualizada dieta de baixo carboidrato disponível, enquanto explora a última novidade em tecnologia: os benefícios clínicos da gordura monoinsaturada.

A expressão que ouço com mais freqüência quando explico aos iniciantes a base da Dieta dos Hamptons é algo como: "Ah! É um pecado!"

Todos acham incrível poder emagrecer apesar das concessões que a dieta permite. A própria região de Hamptons está baseada nessa premissa — entregue-se ao prazer e, só por isso, torne-se fabuloso. Quem já esteve na região certamente já notou que ela não está ligada ao conceito de privação, mas sim de permissividade. Porém, nem sempre foi assim: a área tem raízes nas velhas tradições ianques, mais afinadas com a Nova Inglaterra do que com a cintilante Nova York. Como tudo mais, Hamptons mudou com o passar do tempo, mas sempre se mantém um passo à frente. Agora estou revelando segredos das estrelas para que todos possamos ser magros e saudáveis.

Em *Thin for Good*, levei a filosofia de Atkins a um novo patamar ao ensinar que todos podem comer carboidratos complexos saudáveis e ao mesmo tempo manter um estilo de vida de baixo carboidrato. *A dieta dos Hamptons* chega ainda mais longe ao mostrar as mudanças drásticas que você pode realizar em sua vida com a simples ingestão de óleos saudáveis.

Gordura não é palavrão

O primeiro significado de que consigo me lembrar para a palavra *gordura* sou *eu*, pois era assim que eu me considerava: um garoto gordo, aliás, o mais corpulento da turma na escola. Gordo era a própria descrição de quem eu era. Em minha vida, todos eram gordos: meus pais, irmãos e a maior parte da família. Ser gordo era tão normal que a palavra, em si, não era um problema para mim.

A comida desempenhava um papel proeminente em minha vida. Cada refeição era um exagero. Naquela época, aprendi que uma porção de sorvete equivalia a meio litro. Só na faculdade descobri que as outras famílias não começavam cada refeição com um prato de massa e fiquei chocado ao saber que a massa, em si e por si, podia ser considerada uma refeição.

Foi então que também comecei a perceber o poder que a comida exercia sobre mim, trazendo-me consolo, assumindo o papel de minha melhor amiga, amenizando um dia ruim, acompanhando-me no cinema e até se constituindo, ela mesma, em uma atividade independente e particular. A comida era minha companheira favorita: se me sentava para assistir à televisão, comia; enquanto ouvia rádio, comia; deitado na beira da piscina ou na praia, comia; enquanto lia um livro ou fazia o dever de casa, comia. Costumava planejar as atividades com base nas comidas que poderia ingerir enquanto tomava parte nelas. Eu associava a comida aos acontecimentos: ir ao estádio significava cachorro-quente; assistir aos jogos da Segunda Divisão era sinônimo de sorvete. Eu vivia em função da comida. Portanto, não era de espantar que as pessoas sempre zombassem de mim por eu ser gordo.

Após vários anos, comecei a pensar em um estilo de vida alternativo, ou seja, ser magro, mas não sabia como começar. Por fim, obtive êxito ao usar um planejamento dietético muito semelhante àquele sobre o qual você vai ler neste livro.

Em 1994, comecei a trabalhar na clínica de Robert Atkins, o famoso e já falecido médico nutricionista, e a gordura se transformou em minha amiga. Ele apregoou: "Coma toda a gordura que quiser. A gordura libertará você. Não é a gordura que lhe dá o colesterol, é o açúcar. Coma gordura e emagreça" — a mensagem perfeita para uma pessoa acima do peso. Aquela experiência me abriu a percepção. Testemunhei milhares de pessoas perderem peso e ficarem mais saudáveis, e, no entanto, a ciência moderna informava-me que tudo o que Atkins dizia era errado e escandaloso. Lembrem-se de que comecei a trabalhar com ele antes de seu trabalho ser resgatado e de seus livros voltarem à lista dos mais vendidos. Para mim, tudo aquilo era novo, e, como cientista, desejava saber mais. Queria saber de onde provinham as crenças do dr. Atkins e por que seu esquema funcionava. Isto me levou à minha busca atual. O estudo da gordura e dos óleos é fascinante e cercado de intrigas, dramaticidade, política, traições e ciência. Trata-se de uma fantástica novela épica das ciências.

Hoje, no entanto, as evidências apontam claramente para a gordura adequada ao nosso consumo. Como 40% da população dos Estados

Unidos escolheu tomar cuidado com a ingestão de carboidrato, a dieta deles será elevada em gordura. As pessoas precisam receber uma mensagem clara sobre o tipo de gordura a ser consumido e o tipo a ser evitado. Essa mensagem até agora tem sido pouco explicitada. Como todos concordamos quanto à existência de gordura saudável, então, qual seria ela?

Minha principal divergência em relação a Bob Atkins, na condição de ex-diretor médico associado do Atkins Center na cidade de Nova York, era a afirmativa de que todo tipo de gordura faz bem. Em *Thin for Good*, eu diferencio minha mensagem dietética da dele. Neste livro, concentrarei muito mais atenção nos benefícios trazidos para a saúde por alguns tipos de gordura e na necessidade de evitar alguns outros tipos. Esta é uma informação pela qual meu público vem clamando.

A dieta dos Hamptons lhe ensina a perder peso, ficar saudável e, durante esse processo, comer realmente bem. A dieta funcionará para melhorar os problemas de resistência da insulina, Síndrome X, diabetes, doença cardiovascular, risco de câncer, alergias e asma. A Dieta dos Hamptons é um método revolucionário para reduzir inflamações, diminuir os riscos à saúde, aumentar a energia e prolongar a vida. Você vai aprender a fazer dieta ao aprender sobre a gordura.

Contei minha história porque queria escrever este livro não como médico, mas como alguém que está nas trincheiras a seu lado — tentando entender as coisas e conseguir explicação para todos os dados nutricionais tão abundantes e confusos em nossa sociedade; e, além disso, continuar magro.

Uma dieta que tem sido significativamente estudada e que modifiquei em *A dieta dos Hamptons* é a Dieta do Mediterrâneo, proclamada em muitos estudos recentes como a forma mais saudável de se alimentar. Ao comer daquele jeito, você poderá reduzir seu risco de doença cardíaca, diabetes e artrite e, no processo, viver mais tempo.

A premissa básica da Dieta dos Hamptons é comer mais legumes, peixes e ácidos graxos ricos em ômega-3 e consumir principalmente gordura sob a forma monoinsaturada, uma premissa compartilhada pela Dieta do Mediterrâneo. O principal monoinsaturado que se usa na Dieta do Mediterrâneo é o azeite de oliva. A ciência moderna agora conhece um óleo que possui ainda mais gordura monoinsaturada que o de oliva — cerca de 30% a mais: o óleo das nozes de macadâmia. A Dieta dos Hamptons atualiza esse importante conceito dietético da alimentação mediterrânea ao ampliar a parte mais significativa do programa, tornando-a mais rica em monoinsaturados graças à utilização do óleo de macadâmia. Um estudo publicado no *American Journal of Clinical Nutrition* pela dra. Christine Pelkman, em fevereiro de 2004, informou que dietas de teor moderado de gordura e ricas em gordura monoinsaturada eram melhores para perder peso e reduzir o risco de doenças cardiovasculares, além de serem mais fáceis de seguir.

Este livro vai revelar as maravilhas do óleo de macadâmia, uma das fontes mais concentradas do mundo em gordura monoinsaturada. Você vai saber por que ele é sancionado pela associação australiana de cardiologia e recomendado a pacientes cardíacos para seu benefício clínico. O óleo de macadâmia é um dos melhores elementos deste programa dietético. Se este óleo não estiver disponível em sua região, verifique a seção de recursos deste livro. Em minha opinião, o melhor produto é o importado da Austrália. Se você não gostar do óleo de macadâmia — não conheço quem não goste —, ou se tiver alergia a nozes, então o azeite de oliva orgânico extravirgem, engarrafado na origem, é a segunda melhor opção em matéria de óleo a usar neste programa dietético.

A Dieta dos Hamptons inclui todos os benefícios clínicos decorrentes do consumo de carnes magras, peixes, legumes e frutas em combinação com a fonte mais rica de gordura monoinsaturada, o óleo de macadâmia. A meu ver, trata-se do programa dietético mais salutar disponível no momento. Neste livro você verá como aperfeiçoei a pirâmide nutricional do Departamento de Agricultura dos Estados Unidos (USDA), ao projetar as Pirâmides da Dieta dos Hamptons.

Você é capaz de encarar a vida sem pão, macarrão, sorvete e inúmeras outras gostosuras? Todos que tentam fazer uma dieta pobre em carboidrato enfrentam essa questão. Brady, um corretor de Wall Street de 28 anos, pai de dois filhos, me fez a mesma pergunta. Ele está habituado às mordomias pertinentes ao cargo — roupas elegantes, casas de praia sofisticadas e muitas oportunidades de comer e tomar excelentes vinhos — e desejava perder apenas cerca de 10kg. O que o motivou a me procurar foi o fato de que o seu estômago o incomodava. Ele sofria constantemente de gases e passava o dia com uma sensação de inchaço que piorava logo após comer algo. Ele também tinha necessidade de defecar imediatamente depois de cada refeição. Acometido de refluxo gástrico, estava tomando um comprimido roxo que realmente não queria tomar. Tinha recebido um diagnóstico de síndrome de intestino irritável.

Depois de verificar que ele não tinha nenhum problema gastrintestinal sério, descrevi seu programa dietético rico em monoinsaturados, destinado a eliminar sua necessidade de qualquer medicação contra o refluxo e a corrigir os distúrbios intestinais. Expliquei que ele estava passando por tantos sintomas devido ao desequilíbrio do trato digestivo, sendo a causa subjacente a inflamação. Para reverter o quadro, precisava de uma dieta que eliminasse a inflamação e, como isso é exatamente o que faz a gordura monoinsaturada, a Dieta dos Hamptons era perfeita para ele.

Mesmo sem nunca ter feito dieta na vida, ele aderiu completamente aos princípios desta e foi um paciente-modelo. Perdeu 10kg, passou do manequim 46 para o 42 e, depois da primeira semana, não voltou a sofrer de outros problemas intestinais ou de refluxo gástrico. Já se passaram três anos desde que deu início a seu estilo de vida rico em monoinsaturados. Admitiu que no começo estava um pouco confuso, por ser novato em fazer dietas, mas, após as duas primeiras semanas, já conhecia todos os princípios e achou a dieta fácil de seguir — e assim o fez. Ele ficou tão impressionado com os resultados que passou a me recomendar a todos os seus conhecidos — o indicador mais claro do sucesso de uma dieta.

A Dieta dos Hamptons é ideal se você:

- Quer perder peso e ser mais saudável.
- Quer diminuir seu manequim.
- Quer se sentir bem.
- Acredita em dietas de baixo carboidrato, mas não quer abandonar todos eles e só deseja consumir a gordura mais saudável.
- Quer comer muito bem, pois comer bem é a melhor vingança.
- Quer ser rico em monoinsaturados.
- Tem mais de 12 anos — qualquer pessoa abaixo dessa idade deve seguir a dieta delineada em meu primeiro livro *Feed Your Kids Well.*

A dieta dos Hamptons oferece as diretrizes que lhe ajudarão a tomar decisões saudáveis na alimentação. É uma abordagem modificada de baixo carboidrato, que ensina a ingerir carboidratos saudáveis sem ganhar peso. Ela lhe permite comer gordura, mas não tanto quanto você seria capaz — apenas a mais saudável.

Deixe a gordura entrar de novo em sua vida e em sua cozinha. Vamos tentar fazer com que essa palavra adquira um significado realmente bom: gordura = magro = feliz = saudável = vida mais longa. Curta o livro. Coma boa gordura. Adote o estilo de vida dos Hamptons, mesmo que você nunca tenha ido àquela praia ou more muito longe do mar. Torne-se magro e saudável ao longo desse processo — você poderá perder até 7kg em apenas duas semanas! E, acima de tudo, divirta-se.

CAPÍTULO 2

A Dieta dos Hamptons e sua saúde

Carolyn era uma paciente interessante. Aos quarenta e poucos anos tinha, no mínimo, 25kg em excesso. Na infância fora atriz e nunca mais voltara a alcançar o sucesso desfrutado naquela época. Isso contribuiu para a bagagem emocional que arrastava em relação aos problemas de peso. Entretanto, passara a desejar retomar a carreira, teve oportunidade de estrelar um programa de entrevistas e não queria continuar a interpretar o papel de dona de casa envelhecida. Carolyn sabia que precisava começar pelo peso.

Certo dia, no consultório, tive uma surpreendente revelação: olhei em torno e vi que toda a minha clientela se compunha de mulheres. Percebi então o quanto o caso de Carolyn é freqüente. Naquele momento, uma luzinha se acendeu: as mulheres são, supostamente, mais saudáveis que os homens e têm uma expectativa de vida mais longa, fato que ninguém sabe com certeza a que atribuir. A mim, porém, ocorreu que a razão da longevidade feminina é o fato de utilizarem o sistema de saúde com mais assiduidade que os homens. Talvez elas recebam um cuidado melhor não porque sejam mais cautelosas consigo mesmas, como tantas vezes se postulou, mas porque permitem que alguém cuide delas. Esse é só um palpite, mas eu gostaria de compartilhá-lo com os homens.

Além do sobrepeso, Carolyn também tinha colesterol alto, uma discreta hipertensão e nível elevado de triglicerídeos no sangue. Ao receber do laboratório os resultados de seus exames, dei-lhe um diagnóstico de Síndrome X ou síndrome metabólica — uma doença comum que afeta cerca de 70 milhões de pessoas nos Estados Unidos. Felizmente, mais médicos estão começando a entender o impacto devastador dessa combinação de fatores metabólicos que leva à alta incidência de doenças cardíacas e derrames, e alguns estão até aprendendo a corrigir esse quadro clínico.

Como nem a ciência moderna poderia contestar que uma dieta pobre em carboidrato seria adequada ao tratamento do quadro de Carolyn, iniciei-a em um programa dietético "A", que em breve irei esquematizar para você. Em três meses todos os parâmetros de risco cardíaco tiveram uma drástica melhora: o colesterol caiu de 287 para 176; os triglicerídeos, de 335 para 56; a homocisteína, de 13,4 para 8,7 e a proteína C-reativa, de 3,4 para 1. Carolyn também perdeu mais de 18kg naqueles três meses e sua pressão arterial se normalizou. Satisfeita, ela assinalou que tinha sido fácil demais — deveria ter sofrido para alcançar resultados tão espetaculares. Na Dieta dos Hamptons ninguém precisa sofrer pelo sucesso: é preciso apenas seguir um simples passo-a-passo.

A experiência de Carolyn ilustra os enormes benefícios de combinar uma dieta pobre em carboidrato com o foco em gordura monoinsaturada. Você não vai só perder peso: vai se tornar mais saudável. Um dos meios de a dieta alcançar esse objetivo é a redução da inflamação no meio interno do corpo do indivíduo, graças à alimentação boa, saudável, científica e bem pesquisada. Estamos prestes a embarcar em uma viagem nutricional que lhe mostrará a forma exata de equilibrar os ácidos graxos ômega-3 e ômega-6 em sua dieta — a chave para o controle da inflamação. Ao consumir gordura monoinsaturada benéfica e cortar o açúcar e o carboidrato simples, você se sentirá muito bem e perderá peso.

Você continua em cima do muro?

Muitas pessoas ainda não conseguem aceitar o fato de que nem toda gordura é nociva e insalubres. Talvez ninguém nunca lhes tenha ensinado os benefícios da gordura ou mostrado o tipo de gordura necessária para se manterem sadias e diminuir o risco de doença cardíaca, pressão alta, diabetes, certos tipos de câncer e um dos maiores problemas atuais — a síndrome metabólica. Uma dieta rica em monoinsaturados pode fazer tudo isso. A Dieta dos Hamptons também enfatiza o consumo de alimentos integrais e naturais sempre que possível.

Ainda não está longe o tempo em que ninguém se preocupava em fazer frituras ou em passar na fatia de torrada ou sobre os legumes o que agora se considera uma porção de manteiga capaz de causar "morte súbita por enfarte". Igualmente, a carne vermelha era considerada parte essencial da dieta e sua ingestão mostrava que a pessoa era bem-sucedida e podia pagar por uma carne cara. No entanto, o estranho é que, naquela época, apesar desses hábitos alimentares, poucos eram gordos nos Estados Unidos. Claro que sempre houve gente com sobrepeso — cerca de 13 a 14% da população americana —, um nível que permaneceu constante durante os anos incríveis das décadas de 1960 e 70.

Durante os anos 80 cresceu a parcela de adultos com excesso de peso, que no final do período havia aumentado em 8% — de cada quatro pessoas, praticamente uma tinha sobrepeso ou obesidade. Esse aumento expressivo continuou pela década de 1990 até os dias atuais. Para as crianças, a história é pior: durante o mesmo período, triplicou o número de crianças com excesso de peso.

Essa epidemia começou quando se firmou para valer o dogma do baixo teor de gordura, quando a pirâmide alimentar começou a ser proclamada como um modelo saudável de hábitos alimentares. Diziam ao público, e este acreditava, que a pessoa não engordaria se não ingerisse gordura, que a gordura causava doença cardíaca e que alimentos ricos em colesterol elevariam o nível de colesterol. Esses mantras, repetidos o tempo todo, foram criados no começo da década de 1980, o que não faz tanto tempo assim.

De fato, até a década de 1970 aceitava-se, em geral, que a gordura e a proteína nos protegiam de comer em excesso por serem alimentos que satisfaziam o apetite, deixando-nos menos famintos. Essa crença, alimentada por séculos, foi eliminada em um piscar de olhos por um governo e uma indústria alimentícia que dependiam um do outro para geração de renda. O dogma dos alimentos pobres em gordura surgiu basicamente de um mito sobre o consumo. Só uma ciência ambígua apóia a afirmativa de que o consumo de gordura na dieta causará algum dos problemas de saúde que atormentam a população. Na década de 1970, o governo publicou relatórios que recomendavam à população a redução significado do consumo de gordura para obter mais saúde, e a indústria de alimentos se aproveitou da mudança ao vender aos consumidores produtos com baixo teor de gordura.

Não tardou que houvesse uma profusão de alimentos anunciados como de gordura reduzida, de baixo teor de gordura ou isentos de gordura. O caso mais engraçado é o do leite: o tipo integral tem 4% de gordura; e o desnatado, 2%. Que diferença faz?

Um dos aspectos mais inquietantes da mensagem do baixo teor de gordura era não encorajar o público a consumir alimentos naturalmente pobres em gordura: em vez disso, éramos aconselhados a consumir alimentos artificiais, monstruosidades que jamais deveriam ter sido autorizadas a se chamar alimentos. Quando a gordura é removida de um alimento, algo tem que ser acrescentado para este conservar o sabor ou ter um gosto correspondente ao que se esperaria dele. O açúcar, sob a forma de xarope de milho de alta frutose ou alguma outra variação, é o substituto habitual. Essa alteração na composição do alimento processado levou a uma subida espetacular de nosso consumo de açúcar *per capita*. Esses alimentos também estão impregnados de óleos baratos e superrefinados, além de ácidos trans. Quando você examina uma embalagem de biscoitos com baixo teor de gordura, por exemplo, percebe que já quase não resta o que se possa considerar ingredientes naturais, não manipulados pelo homem.

O mito do baixo teor de gordura também estimulou a ingestão ilimitada de alimentos, desde que não contivessem gordura. O mesmo está acontecendo com a mensagem de poucas calorias. As empresas processadoras de alimentos estão se apressando em produzir alimentos com baixo teor de carboidrato, e estes estão voando das prateleiras dos supermercados. Entretanto, a maior parte da informação da embalagem é enganosa; e os consumidores devem aprender a consumir alimentos naturalmente de baixo carboidrato, em vez de alimentos artificiais e quimicamente manipulados. Se você consome algum produto alimentício pobre em carboidrato e industrializado, verifique cuidadosamente no rótulo se ele é naturalmente de baixo carboidrato e não contém aditivos químicos artificiais.

Consuma comida de verdade

Já nos afastamos tanto do hábito de comer alimentos saudáveis e autênticos que a maioria de nós nem mesmo sabe em que isso consiste. A abordagem Hamptons indica comida de verdade nas refeições e nos lanches. Eu desaconselho o uso de produtos totalmente pobres em carboidrato, como as barrinhas e os shakes de proteína e outras falsas comidas, exceto em situações de emergência, quando realmente não temos opção. Deixe esses alimentos para a parte "C" da dieta. Ajo assim por dois motivos:

1. Ao trocar doces e chocolates, guloseimas industrializadas e milk shakes por esses novos tipos de comida, você não está desafiando para valer seus hábitos alimentares, nem mudando de comporta-

mento. Os hábitos que precisam ser mudados continuam os mesmos. Se você quer ser magro e ingerir alimentos com alto teor de gordura monoinsaturada, é fundamental que aprenda a atravessar o dia sem essas muletas.

2. Muitos desses produtos também têm ingredientes artificiais. Vamos aprender a comer comida de verdade, não processada, sem aditivos químicos nem ingredientes prejudiciais à saúde. A contagem de carboidratos desses produtos pode ser errada ou, no mínimo, enganosa. Um carboidrato é um carboidrato, seja onde for. Os gramas totais contam para valer, e não só os gramas líquidos ou os efetivos. Defendo a padronização dos rótulos, de modo que haja menos confusão na informação ao consumidor.

Equilibre a balança

Outro aspecto importante da Dieta dos Hamptons é o empenho em se alimentar da forma mais orgânica possível. Sei que isso pode custar caro, é verdade. Eu mesmo não posso me dar ao luxo de consumir alimentos orgânicos o tempo todo e em cada refeição. No entanto, basta tentar fazer isso com a maior freqüência possível. O fator determinante de tal escolha é o conteúdo de ácidos graxos da comida que ingerimos e a resposta inflamatória que isso deflagra em nossos corpos. A meta da Dieta dos Hamptons é curar nosso meio interno, permitir a perda de peso saudável. Assim, temos de diminuir a inflamação de todas as maneiras possíveis.

Uma forma de reduzir a inflamação e regular nosso meio interno é consumir carnes e derivados verdadeiramente orgânicos. Isso abrange também ovos e queijos. Para equilibrar os ácidos graxos ômega-6 e ômega-3 de nossa dieta precisamos consumir alimentos em que esses ácidos se aproximem o máximo possível da relação 1:1. Enfatizo os alimentos orgânicos porque o conteúdo ácido-graxo da carne de animais alimentados com substâncias que não deveriam comer — por exemplo, grãos para bois e frangos e assim por diante — se altera. O mesmo se aplica aos ovos. Ovos orgânicos têm a proporção perfeita de ácidos graxos — 1:1. Nos ovos da avicultura industrial a proporção é de até 19:1 dos nocivos e pró-inflamatórios ômega-6. Pesquisas científicas nos informam que o mesmo ocorre quando a proteína animal é testada para se verificar seu conteúdo de ácidos graxos. Portanto, uma forma importante de reduzir nossa ingestão de ácido graxo ômega-6, diminuindo assim a inflamação, é preferir alimentos orgânicos.

Os ácidos graxos ômega-3 diminuem a inflamação no corpo. Os ácidos graxos ômega-6 aumentam os níveis de inflamação do corpo. Como nosso objetivo é reduzir a inflamação e depurar o meio interno, devemos sempre equilibrar os ácidos graxos da dieta.

A Dieta dos Hamptons lhe ajudará a fazer isso. Mas é importante você entender as razões de agir assim, pois dessa forma aprenderá a fazer escolhas saudáveis por conta própria. Seria impossível comentar neste livro todos os alimentos que existem, mas, ao seguir as diretrizes aqui descritas, você garantirá uma dieta fiel à ideal.

Ácidos graxos essenciais

Este é um bom momento para tratar da questão dos ácidos graxos essenciais. No total, existem oito ácidos graxos essenciais, que se enquadram nas duas classes de ácidos graxos ômega-6 e ômega-3. Os ácidos graxos ômega-6 são mais abundantes nos óleos vegetais comuns, como os óleos de milho, de açafroa, de semente de algodão e de girassol. A concentração mais alta dos ácidos graxos ômega-3 se encontra nos mariscos, nos vegetais folhosos verdes e nas amêndoas e nozes.

Nosso corpo funciona melhor quando existe um perfeito equilíbrio entre esses dois tipos de ácidos graxos essenciais — exatamente da maneira como a mãe natureza pretendeu que fosse. No entanto, em muitas nações industrializadas, essa proporção se desequilibrou e a dieta da pessoa comum inclui, aproximadamente, 20 vezes mais ácido graxo ômega-6 que ômega-3. Esse desequilíbrio está ligado a uma longa lista de sérias afecções clínicas. Se examinarmos com atenção, veremos que cada uma das seguintes enfermidades pode ser considerada uma doença da civilização:

- Obesidade
- Doença cardíaca
- Hipertensão
- Resistência à insulina
- Artrite
- Diabetes
- Asma
- Alergias
- Câncer
- Derrame
- ADD/ADHD
- Depressão
- Esquizofrenia
- Doença de Alzheimer

Logo, se quiser combater a doença e conservar a saúde, é importante consumir a proporção adequada de ácidos graxos dos tipos ômega-6 e ômega-3, o que irá enviar a seu corpo inteiro mensagens de combate ao câncer e de saúde cardíaca. Quando você muda para uma dieta de monoinsaturados e segue os protocolos dos Hamptons, melhora sua proporção sem precisar pensar nos detalhes dessa pesquisa de ácidos graxos. A dieta dos japoneses é a que mais se aproxima desse ideal, com cerca de 2:1, e, se comparados a qualquer outra população do planeta, eles têm a mais longa expectativa de vida e um índice muito menor de afecções cardíacas.

Nossa dieta está sobrecarregada de ácidos graxos ômega-6 porque nos apoiamos no sustento oferecido pelos grãos — pães, cereais, massas e bolos — e ingerimos quantidades mínimas de legumes e frutas, além de usarmos óleos altamente processados, ricos em gordura ômega-6. O principal motivo de nossa deficiência dos ácidos graxos ômega-3 não é o consumo insuficiente de peixes e legumes (embora este seja um problema significativo no qual pensar quando estiver comprando comida). O fato é que a dieta natural de nossos ancestrais continha uma quantidade muito maior que a nossa de ômega-3. De fato, estima-se que ingerimos apenas um décimo da quantidade de ácidos graxos ômega-3 necessários à boa saúde.

É fácil identificar por que nossa dieta está abaixo dos padrões. Nós consumimos:

- Mais óleos degradados de baixa qualidade, baixo teor nutricional e alto teor de gordura poliinsaturada insalubre e desequilibrada.
- Mais óleos hidrogenados.
- Menos peixes.
- Alimentos que foram radicalmente alterados e contêm mais ácidos graxos ômega-6.
- Maior quantidade de gordura trans.
- Quantidade incrementada de açúcar.

Os ácidos graxos ômega-3 são parte importante da dieta, além de serem antiinflamatórios, e a tabela a seguir mostrará como obtê-los. Como os peixes constituem a maioria das fontes animais, recomendo de 1.500 a 3.000mg diários de óleo de peixe ômega-3, sob a forma de DHA e EPA. O governo federal dos Estados Unidos recomenda 7g semanais ou 1g diário desses óleos. Já é um bom passo inicial para funcionários do governo, considerando que há alguns anos eles não acreditavam que os óleos de peixe proporcionassem qualquer benefício.

ALIMENTOS COM ALTO TEOR DE ÁCIDOS GRAXOS ÔMEGA-3

Peixes — DHA e EPA	Vegetais — em maioria ALA
Arenque do Atlântico	Alho-poró
Atum albacora	Amêndoa
Cavala	Feijão-fradinho
Ostras	Germe de trigo
Salmão chinook	Nozes
Salmão rosado	Noz-manteiga (seca)
Savelha	Portulaca (bredo)
	Semente de linhaça
	Soja (crua)

Para lhe dar uma compreensão mais exata dos alimentos e das porções que você precisa comer conforme as recomendações governamentais, e, que dirá, as minhas, segue uma tabela que relaciona a quantidade de óleos ômega-3 (em gramas) por porção de 125g de certos peixes cozidos. Observe que os peixes mais populares contêm menor quantidade de ácidos graxos ômega-3 por porção.

CONTEÚDO DE ÓLEO ÔMEGA-3

Peixe	Gramas por 125g
Anchova	1,1
Arenque do Atlântico	2,3
Arenque do Pacífico	2,4
Atum barbatana amarela	0,3
Atum branco enlatado	0,8
Atum enlatado (em água)	0,3

Bacalhau do Atlântico	0,2
Bagre	0,1
Camarão	0,4
Cavala do Pacífico	2,1
Cavalinha do Atlântico	1,4
Eperlano irisado	1,1
Espadarte	0,9
Esturjão	0,4
Hadoque	0,3
Halibute (linguado gigante)	0,5
Lambari de água doce	0,9
Linguado ou solha	0,6
Merlúcio	0,9
Mexilhão azul	0,9
Mexilhão fresco ou enlatado	0,3
Ostra do Pacífico	1,6
Ostras orientais	1,0
Perca do Atlântico	0,3
Pescada	1,9
Salmão coho	1,2
Salmão do Atlântico	2,1
Salmão rosado enlatado	1,9
Salmão vermelho	1,4
Sardinha em lata	0,7
Truta	1,1
Truta irisada	0,8
Vermelho	0,4

Fontes: Center for Science in Public Interest, Departamento de Agricultura dos Estados Unidos (USDA), Academia Nacional de Ciências dos Estados Unidos.

É importante lembrar também o perfil ácido-graxo dos óleos que você usa para cozinhar e fazer salada. Ao longo de todo este livro discutirei os benefícios miraculosos do óleo de macadâmia — que você pode usar em pratos frios e quentes. Ele ajuda a manter saudável seu meio interno porque:

- Tem a proporção perfeita de ácidos graxos ômega-6 e ômega-3: 1:1.
- Possui a mais alta concentração de gordura monoinsaturada saudável ou ácidos graxos ômega-9.
- Seu elevado ponto de queima reduzirá o risco de formação de ácidos graxos trans.

O óleo de macadâmia é o ideal para reduzir a inflamação e restaurar a saúde de seu meio interno. Tem a mais alta concentração de ácidos graxos ômega-9 (gordura monoinsaturada), especialmente do ácido oléico, o mais saudável de todos — quanto a isso a classe médica e eu concordamos. As publicações do programa nacional de conscientização do colesterol e da Associação Americana de Cardiologia defendem que a gordura da nossa dieta deveria consistir de 80% de monoinsaturados. Se adotar a Dieta dos Hamptons e usar óleo de macadâmia de primeira qualidade, você alcançará esse resultado sem esforço.

Nos Estados Unidos 175 milhões de pessoas sofrem de algum tipo de doença crônica. Não seria este o momento propício para o exame de algumas medidas simples capazes de restaurar o crucial equilíbrio que tanto falta à alimentação? Se você fizer a Dieta dos Hamptons porque deseja perder peso ou conservar a saúde, ou com os dois propósitos, poderá tirar pleno partido dos progressos mais recentes das áreas de saúde e nutrição. Basicamente, isso acarreta voltar a consumir alimentos naturais que tenham sofrido o menor grau de processamento possível.

Esses passos são o princípio orientador da alimentação saudável e devem integrar o estilo de vida de todos nós, e não só das pessoas que seguem a Dieta dos Hamptons. Ao adotar as medidas simples esquematizadas neste livro, você verá como é fácil se tornar saudável e perder peso ao fazer alguns ajustes fundamentais em sua rotina diária. As diretrizes a seguir tornarão sua vida mais saudável. As diretrizes necessárias à adoção da Dieta dos Hamptons são muito mais simples que estas.

Dicas da Dieta dos Hamptons para restaurar a saúde de seu meio interno

1. Equilibre a proporção entre ácidos graxos ômega-6 e ômega-3. Se possível, tente chegar a 1:1.
2. Consuma comida de verdade — evite alimentos processados, mesmo os supostamente saudáveis, exceto em caso de absoluta necessidade.
3. Tente comer o máximo possível de alimentos orgânicos.
4. Se não conseguir optar pela alimentação orgânica, faça o possível para adotar uma alimentação natural.
5. Se não puder comprar gêneros alimentícios orgânicos, que pelo menos os ovos sejam orgânicos.
6. Use óleo de macadâmia, se possível, para todas as suas necessidades culinárias. Se usar, automaticamente até 80% da gordura que consumir será monoinsaturados ômega-9, os mais saudáveis do ponto de vista cardíaco e, comprovadamente o padrão ideal de salubridade. O óleo de macadâmia possui naturalmente essa proporção.
7. Tente consumir peixes provenientes do meio natural, e não de viveiros.
8. Se obrigado a consumir alimentos que não sejam naturais, pelo menos consuma os que tenham sofrido um mínimo de processamento.

CAPÍTULO 3

Uma atualização da Dieta do Mediterrâneo

Brenda, 34 anos, veio me procurar porque havia acabado de receber más notícias do cardiologista. O diagnóstico era de hipertensão, mas ela não queria tomar remédios. As taxas de colesterol e triglicerídeos também estavam altas e Brenda tinha mais de 12kg de sobrepeso — a clássica síndrome metabólica. Seu médico tinha dito que se perdesse peso ela não precisaria de medicamentos. Quando Brenda perguntou de que forma deveria perder peso, o médico voltou-se para ela com um olhar vago e respondeu: "Acho que é só não comer gordura."

A resposta não foi muito encorajadora para Brenda, que, portanto, decidiu investigar o assunto por conta própria. Conhecida roteirista de filmes de televisão, ela tem o hábito de pesquisar muito na Internet. Apesar do trabalho sedentário, ela precisa ter boa aparência nas cerimônias de premiação. Ainda hoje, na indústria do entretenimento a aparência de uma mulher é importante para conseguir novos trabalhos. Indicada naquele ano para um prêmio da Academia, Brenda contava com alguns meses para entrar em boa forma antes da famosa caminhada no tapete vermelho e do contato social com você-sabe-quem. Em sua pesquisa, esbarrava o tempo todo na Dieta do Mediterrâneo, que lhe parecia a abordagem mais promissora. Agradava-lhe o conceito de uma dieta que estimulasse o consumo de alimentos integrais de boa qualidade e um mínimo de alimentos industrializados. No entanto, como comia fora a maioria das noites e tinha uma agenda social muito ativa, precisava de uma dieta que se ajustasse a seu estilo de vida e que lhe ajudasse a perder peso e se sentir bem durante o processo. Continuou a pesquisar e deparou-se com minha abordagem, que parecia levar a Dieta do Mediterrâneo para um estágio mais avançado. Era ainda mais saudável do ponto de vista cardíaco, porque aumentava o nível da gordura mais saudável graças ao uso do óleo de macadâmia, em lugar do tradicional azeite de oliva. Ela também gostava da idéia de que o óleo fosse aprovado pela associação australiana de cardiologia e ministrado aos pacientes cardíacos naquele país antes de recorrer ao uso de medicações potencialmente perigosas para baixar os níveis de colesterol. Como para Brenda a Dieta dos Hamptons parecia lógica, veio se consultar.

Após duas semanas, havia perdido 5,5kg, e desde a adolescência não se sentia com tanta energia. Ao final do primeiro mês, suas leituras de pressão arterial estavam constantemente normais. Passados três meses, tinha perdido os almejados 12,5kg e, de quebra, mais 5kg; tinha leituras normais da pressão arterial e seu colesterol despencara para 167, com um colesterol HDL (bom) de 71. Os triglicerídeos também caíram para 34. Brenda tivera êxito em curar a si mesma da síndrome metabólica pela adoção da Dieta dos Hamptons — abordagem modificada da Dieta do Mediterrâneo, com ênfase no óleo de macadâmia — rico em monoinsaturados — como principal óleo de uso culinário. Ah, sim, ela não ganhou o prêmio, mas ficou deliciada com toda a atenção que recebeu posteriormente na festa promovida pela revista *Vanity Fair.*

O charme mediterrâneo

Quem não gostaria de ser um mediterrâneo? Para mim, a ilha de Capri captura todo o romance desse estilo de vida — os colunáveis, a água morna de tons tão azuis que até parecem irreais, dias quentes e noites frescas, peixes frescos vindos diretamente do mar, legumes plantados no solo perfeito e cuidadosamente cultivados por gerações. E não se vê ninguém com excesso de peso, apesar de todos ficarem sentados em cafés, rindo, comendo e bebendo.

Com as doenças cardíacas na posição de assassino número 1 em muitos países do mundo, a comunidade científica recentemente começou a examinar as orientações que ofereceu durante os últimos 25 anos. Da perspectiva da saúde pública, quando uma orientação é dada para aumentar a saúde da população e, contudo, acaba falhando, então, de duas, uma: ou a orientação está incorreta ou não foi comunicada adequadamente e a mensagem se alterou. Desde que foi introduzida a desastrosa diretriz do baixo teor de gordura e colesterol, os índices de cardiopatias, obesidade e diabetes não caíram. Então, o que não deu certo?

A mensagem do baixo consumo de gordura foi mal comunicada, no sentido de dar à população rédea solta para consumir a quantidade que desejasse de alimentos sem gordura. Esses alimentos podem produzir um nível insalubre de lipídio no sangue e aumentar os riscos de ganho de peso e de diabetes, que por sua vez aumentam o risco de doença coronariana. Na verdade, depois que a mensagem do baixo teor de gordura começou a ser apregoada nos anos 80, a obesidade e o diabetes se transformaram em epidemia.

O conselho também estava equivocado. A advertência original referente ao baixo teor de gordura foi postulada sobre o simples conceito de que o colesterol no sangue, especificamente o LDL (mau), constituía o quadro inteiro do risco cardíaco. Essa teoria ignorou o fato de que a dieta afeta a saúde cardiovascular em múltiplas trilhas biológicas, inclusive os níveis de triglicerídeos, colesterol HDL (bom), lipoproteínas (a), proteína C-reativa, homocisteína, a pressão arterial e as excursões de glicose no sangue. Todos esses fatores são influenciados por outros elementos além da simples gordura dietética total e da quantidade de colesterol ingerida.

A Dieta do Mediterrâneo

Passarei a maior parte deste capítulo explicando os méritos científicos da Dieta do Mediterrâneo. Como a Dieta dos Hamptons é uma atualização, um ramo mais saudável dessa abordagem, os mesmos benefícios para a saúde — e outros mais — se aplicam aqui.

A dieta da Associação Americana de Cardiologia (AHA) recomenda limitar a ingestão dietética de gordura total em menos de 30%, a de gordura saturada em menos de 10% e o consumo total de colesterol em menos de 300mg/dia. Embora se demonstrasse que essa dieta baixava o nível total de colesterol, ela não conseguiu reduzir o nível de triglicerídeos e, de fato, diminuiu o nível do colesterol-HDL (bom). A dieta da AHA nunca demonstrou de forma coerente um aumento de longo prazo em qualquer resultado de doença cardíaca. Em muitos estudos recentes os triglicerídeos se mostraram um indicador muito mais significativo do risco coronariano que o nível de colesterol, e a dieta recomendada pela AHA não conseguiu resolver esse fator de risco. Além disso, algumas evidências sugerem que a doença coronariana continua a progredir em pacientes que seguem a dieta da AHA.

A Dieta do Mediterrâneo não considera nocivas todas as variedades de gordura. A ênfase nesse tipo de dieta não é limitar o consumo de gordura total, mas sim fazer uma escolha sensata do tipo de gordura que consumimos. Esta é igualmente a abordagem da Dieta dos Hamptons. Dois tipos de gordura são considerados saudáveis: ácidos graxos ômega-3 e gordura monoinsaturada ômega-9. Nenhum limite é estabelecido para o consumo desses tipos. Os ácidos graxos ômega-3 são encontrados em peixes gordurosos, como o atum e o salmão, e, em níveis mais reduzidos, em algumas fontes vegetais, como a semente de linhaça e as nozes. A gordura monoinsaturada é encontrada no óleo de macadâmia, no azeite de oliva, nas nozes e no abacate. Outro aspecto compartilhado pelas dietas Hamptons e Mediterrânea é o fato de ambas enfatizarem o consumo de alimentos integrais, naturais e nutritivos de baixo teor de gordura trans.

Como fazer a Dieta dos Hamptons

Os seis princípios básicos da Dieta do Mediterrâneo e da Dieta dos Hamptons são:

- Coma peixes ricos em ácidos graxos ômega-3 e outras fontes de proteína pura, boa e magra.
- Coma nozes.
- Exclua a gordura trans.
- Consuma gordura saudável: gordura monoinsaturada (na Dieta dos Hamptons usa-se o mais saudável de todos os óleos, o da noz de macadâmia; e na pura Dieta do Mediterrâneo usa-se o azeite de oliva).
- Consuma grande quantidade de legumes e algumas frutas.
- Consuma quantidade moderada de álcool.

Os benefícios de saúde obtidos com a adoção dessas diretrizes foram recentemente examinados por pesquisadores da Universidade de Harvard. Um desses cientistas, Walter Willett, examinou estudos de milhares de pessoas para verificar se poderia ser estabelecida alguma conexão entre a saúde dos participantes e aquilo que eles comiam. Os estudos foram epidemiológicos e incluíam pessoas que já possuíam doença cardíaca, bem como outras que não tinham. Assim, os resultados são válidos e precisos. Vamos examinar os achados, pois se relacionam à Dieta dos Hamptons.

Coma peixe

Os efeitos protetores da ingestão de peixe estão mais provavelmente relacionados aos benefícios cardiovasculares dos ácidos graxos ômega-3, principalmente o DHA e o EPA. Mostrou-se que um elevado consumo desses ácidos graxos leva à diminuição da mortalidade em 30% e à redução do risco de morte cardíaca súbita em 45%. Ainda se desconhecem os mecanismos pelos quais o ômega-3 nos protege, mas descobrimos que ele reduz os triglicerídeos, tem função antiinflamatória, diminui o risco de trombose e evita as anomalias no ritmo cardíaco.

Os efeitos protetores do consumo de peixes precisam ser equilibrados com os riscos de saúde causados pelo alto nível de mercúrio e as práticas insalubres dos criadouros. Se vivêssemos em um mundo perfeito e pudéssemos comer peixes de alto-mar que não estivessem em risco de extinção, então esta seria a fonte ideal de proteína. Para evitar esse dilema, prefira comer peixes menores, como sardinhas, ou consumir óleo de peixe purificado em cápsulas. Convém lembrar que se desaconselha a grávidas, lactentes e a quem estiver planejando engravidar dentro de um ano o consumo intensivo de peixe por causa do nível potencialmente alto de mercúrio e outros poluentes. Mulheres nessas condições devem em especial manter-se longe de anchova, espadarte, savelha, atum em postas, pargos vermelho e branco e qualquer peixe de água doce. Atum em lata deveria também ser limitado a 155g semanais. Além disso, para se beneficiar plenamente do consumo de peixes, não se deve comê-los empanados ou fritos. Peixe refogado no óleo de macadâmia é saudável, mas palitinhos de peixe fritos e sanduíches de peixe de fast-food não se enquadram nessa categoria.

Em função desses problemas, a Dieta dos Hamptons muda essa categoria para: "Coma peixe e outros tipos de proteína magra." Também peço às pessoas que consumam carnes bovina e suína sem sebo, frango sem pele e outras formas animais de proteína, inclusive ovos. Lembre-se de remover todo o excesso de gordura e preferir a carne branca de frango e peru.

Coma nozes e amêndoas

Elas formaram parte significativa da dieta de nossos ancestrais, porque eram altamente nutritivas e facilmente coletadas. As nozes contêm proteína, carboidrato e gordura, além de vitamina E, ácido fólico, potássio e magnésio, e não contêm colesterol. Colocar as nozes no topo da pirâmide alimentar do USDA foi um terrível equívoco. A pouca ênfase nas nozes se deveu provavelmente ao fato de os Estados Unidos não as produzirem em quantidade suficiente. As nozes têm baixo teor de gordura saturada, embora 80% ou mais do peso delas seja constituído de gordura considerada boa. A maior parte deste composto vem sob a forma de monoinsaturados e ácidos graxos ômega-3, tornando-as um alimento extremamente saudável. Lembre-se de que os amendoins não são nozes, e sim leguminosas, portanto, estão excluídos dessa categoria de alimentos. Aprenda a apreciar nozes como a macadâmia, a pecã e a avelã. Elas devem ser comidas ao natural ou tostadas, mas não no mel de abelha.

As evidências científicas de que as nozes evitam a doença coronariana estão começando a se multiplicar. Diversos estudos amplos, prolongados e baseados na população mostram que as pessoas que comem nozes mais de quatro vezes por semana diminuem em 50% o risco de doença cardíaca. Nas mulheres, o risco reduzido chegou a 35%, em comparação com os consumidores esporádicos. Também foi demonstrado que as nozes diminuem o colesterol total, assim como o colesterol-LDL (mau), e aí reside o provável mecanismo de seu benefício para a saúde. De fato, as amêndoas agora estão aprovadas para levar um selo de alimento cardiologicamente saudável, o que constitui um grande passo na direção correta.

Elimine a gordura trans

Este é um mandamento primordial da Dieta dos Hamptons. Os ácidos graxos trans prevalecem em muitos alimentos porque são mais baratos e, mais que qualquer outro tipo de gordura, aumentam o prazo de validade do produto. Essas moléculas artificiais, produzidas durante a hidrogenação do óleo vegetal, são de fato a gordura mais perigosa de nossa dieta. A pior agressora dessa categoria é a margarina. Estudos mostram que os ácidos graxos trans aumentam o risco de doença, no mínimo tanto quanto alguns tipos de gordura saturada, e causam até 30 mil mortes a cada ano só nos Estados Unidos.

Entretanto, foi programada nos Estados Unidos para entrar em vigor somente em 2006 a lei referente à rotulação que exige que nos produtos alimentícios o nível dessa gordura esteja claramente descrito. Este é o tipo de gordura mais perigoso que há e, no entanto, a indústria de alimentos continua a fazer lobby em relação aos dados específicos que devem constar do rótulo atualizado. Essa informação crucial está sendo sonegada ao consumidor só para beneficiar a indústria de processamento de alimentos que provavelmente responde no mundo inteiro, todos os anos, por um maior número de mortes que todos os outros fatores combinados.

Os ácidos graxos trans exercem um efeito deletério na doença cardíaca ao aumentarem o mau colesterol (LDL) na mesma proporção em que o faz a gordura saturada e por diminuir o bom colesterol (HDL) — um infarto pronto para atacar com força total. Além disso, os ácidos graxos trans elevam o nível de lipoproteína (a), comprometem a flexibilidade arterial (ajudam a elevar a pressão arterial e aumentar o risco de acidente vascular), promovem a resistência à insulina e aumentam o risco de diabetes. Isso é a própria cara da Síndrome X, que está muito disseminada em nossa sociedade hoje em dia. Pergunto-me se não estará relacionada com os alimentos processados que consumimos.

Estudos mostram que os consumidores de grande quantidade de gordura trans na dieta estão duas vezes mais sujeitos ao risco de doença cardíaca. Você deve evitar a qualquer custo a gordura trans, mas isso é mais difícil do que pode parecer, considerando que ela se encontra em mais de 42 mil alimentos só nos Estados Unidos. A gordura trans está em 40% de todos os alimentos preparados, inclusive biscoitos, bolachas, batatas fritas, doces, cereais matinais, barras de cereais e pipoca de microondas, só para citar alguns, segundo o USDA. Também é encontrada em alguns alimentos congelados, como tortas e panquecas.

A margarina, o segundo pior ingrediente das minhas listas — só perde para o óleo de canola —, responde por 20 a 30% de toda a gordura trans consumida nos Estados Unidos. O restante vem de gordura hidrogenada, produtos de padaria, fast-food e outras guloseimas — essencialmente, qualquer alimento embalado em caixa que você tenha na dispensa. Portanto, vá agora mesmo até os armários e examine todos os alimentos embalados em lata, saco ou caixa e jogue fora tudo cuja lista de ingredientes traga a expressão *Parcialmente hidrogenado* ou *Gordura vegetal hidrogenada*. A maneira mais fácil de evitar a gordura trans é comer somente alimentos integrais, não artificiais — ao estilo Hamptons.

Algumas indústrias americanas de alimentícios, como a Kraft e a Frito-Lay, declararam que começarão voluntariamente a diminuir a quantidade de gordura trans em seus produtos. Estão preocupadas com os enormes processos em busca de indenização, como os que assolaram a indústria de cigarros. Minha única pergunta é: Por que esperaram tanto tempo? Sem dúvida, eles sabiam que essa gordura estava nos matando. A FDA estima que mudanças de regulamentação podem economizar entre 900 milhões e 1,8 bilhão de dólares anuais em assistência médica, perda de produtividade e sofrimento. Como doses tão pequenas quanto 2 a 3g diárias de gordura trans podem aumentar o risco de saúde (por exemplo, um *donut* tem 4g), estamos encarando um sério dilema em mudar nossos hábitos alimentares. Diante da dieta-padrão nos Estados Unidos, é provável que o consumo de gordura trans seja de aproximadamente 40g ao dia, com níveis muito mais altos para os consumidores de fast-food e guloseimas. Embora nos produtos animais a quantidade de gordura trans presente não seja tão alta quanto em outros alimentos, os produtos animais também contêm um pouco dessa gordura. Limite seu consumo em produtos animais optando por cortes magros de carne, removendo o sebo da carne de porco, tirando a pele da frango e escolhendo a carne branca em vez da escura quando comer aves.

Segundo o dr. Walter Willett, de Harvard, "Grama por grama, a gordura trans é muitas vezes pior que a gordura saturada." O dr. Willett publicou estudos mostrando que entre as mulheres, as que consumiam maior quantidade de gordura trans estavam 50% mais propensas ao diagnóstico de doença cardíaca que as consumidoras de menor quantidade. Esse estudo apareceu em 1993, mas foi recebido com muito pouco alarde e indignação pública. Estudos posteriores também mostraram que a gordura trans causava doença cardíaca, e, no entanto, a maioria da população ainda não sabe que quantidade dessa gordura está comendo, pois não se exige a impressão dessa informação no rótulo dos alimentos.

Durante anos, os cientistas juntaram no mesmo saco todo tipo de gordura, em termos dos índices de insalubridade, e enfatizaram os riscos da gordura saturada para a saúde. A gordura trans foi de fato anunciada como benéfica ao coração, como o foi a margarina, porque nem esta nem a trans eram gorduras saturadas. Muitos alimentos de baixo teor de gordura, que geravam bilhões de dólares em vendas, estavam carregados de ácidos graxos trans. Isso ocorreu ao mesmo tempo em que alimentos naturais, como os ovos, que nos vêm acompanhado desde a aurora da criação, eram desprezados como insalubres. Diante desses dados, parece claro que a mensagem deve ser: comer gordura natural; óleos de elevado teor de gordura monoinsaturada — como o óleo de macadâmia — e manteiga, em vez de margarina. No entanto, continua a haver grande especulação quanto ao consumo de óleos vegetais poliinsaturados.

Afirma o dr. Willett: "Acho que as pessoas não deviam pensar na questão de como trocar a gordura trans pela gordura saturada. O que realmente precisamos fazer é adotar a gordura não saturada." O óleo de macadâmia australiano é o padrão ideal da gordura não saturada. Ele é rico em monoinsaturados e não é processado, exceto na forma mínima pela qual qualquer alimento precisa ser processado para nos fornecer o óleo. Este é o segredo da Dieta dos Hamptons: o estímulo ao uso de gordura monoinsaturada, conjugado a uma ênfase nos alimentos naturais.

Quem tem o hábito de esquadrinhar os rótulos de alimentos pode descobrir a quantidade de ácidos graxos trans existente naquilo que consome. Se o quadro da informação nutricional listar as gorduras saturada, poliinsaturada e monossaturada, será fácil descobrir. Basta somar o peso em gramas das três categorias e subtrair esse total dos gramas totais de gordura: a diferença é a quantidade de gordura trans. Outro aspecto a considerar: o aquecimento de um óleo a uma temperatura que ultrapasse seu ponto de queima leva à formação de ácidos graxos trans. O azeite de oliva queima a 149° C e não deve ser usado para refogar alimentos. O óleo de macadâmia australiano queima a uma temperatura mais alta, 210° C, portanto, ao cozinhar com este óleo será menor a preocupação com a formação de ácidos graxos trans.

GORDURA TRANS POR PORÇÃO DE ALIMENTOS SELECIONADOS

Alimento	Gramas de gordura trans por porção
Gordura hidrogenada	1,4-4,2
Margarina (tablete)	1,8-3,5
Margarina (bandeja)	0,4-1,6
Manteiga	0,3

Óleos vegetais	0,06
Óleo de macadâmia	**0**
Bolo a granel	4,3
Donuts	3,8
Fritas (fast-food)	3,6
Pipoca de microondas	2,2

Fonte: Departamento de Agricultura dos Estados Unidos (USDA).

Consuma gordura saudável: use óleo de macadâmia (de preferência) ou azeite de oliva engarrafado na origem

Na clássica Dieta do Mediterrâneo, o azeite de oliva é o óleo preferencial. Já na Dieta dos Hamptons o óleo preferencial é o de macadâmia.

Esses dois óleos são principalmente monoinsaturados (70% para o azeite e 85% para o óleo de macadâmia), com uma predominância de ácido oléico. O ácido oléico aumenta a incorporação de ácidos graxos ômega-3 na membrana celular, o que talvez leve à diminuição da incidência de câncer de mama. Demonstrou-se que esse perfil ácido-graxo diminui os níveis do colesterol total e do mau colesterol (LDL) no mesmo grau de redução das dietas de baixo teor de gordura. Entretanto, esses óleos também podem baixar o nível de triglicerídeos e elevar o do bom colesterol (HDL), função que as referidas dietas (AHA etapa II) não conseguem fazer. O óleo de macadâmia é mais rico em monoinsaturados que o azeite de oliva, logo, teria uma certa lógica esses benefícios cardíacos e anticancerígenos serem até mais pronunciados em uma dieta de nível mais alto de gordura monoinsaturada que o da Dieta do Mediterrâneo — a Dieta dos Hamptons.

O único azeite de oliva saudável é o extravirgem, fabricado a partir de um único tipo de azeitona e engarrafado na origem. Assim como ocorre com os vinhos, cada tipo de azeitona tem um sabor diferenciado e é apreciado para distintas iguarias. Esse óleo custa bem caro, mas se você desejar usar azeite de oliva, esse deve ser o escolhido, pois apresenta o mais alto ponto de queima, o nível mais baixo de ácidos graxos ácidos livres, a mais baixa acidez e nível de gordura monoinsaturada mais alto que o de qualquer outro óleo. Os tipos comuns de azeite de oliva consumidos pela maioria de nós são produtos mistos de baixa qualidade, que trazem pouco benefício à saúde. Como muitos de vocês têm sempre um pouco de azeite de oliva à mão para usar em seus pratos prediletos da cozinha italiana ou em saladas, devo mencionar algo que descobri recentemente — o azeite de oliva australiano. As oliveiras australianas crescem em um ambiente limpo, com bom sol — 46% a mais de luz solar. O óleo extraído dessas azeitonas tem de ser aprovado pelos altos padrões de processamento aplicados na Austrália e a legislação local obriga o fabricante a mencionar a verdade nos rótulos, o que diminui a fraude e a confusão na indústria. Em matéria de azeite, o australiano é minha opção no caso de você não usar o óleo de macadâmia.

Para simplificar, saiba que ao escolher um azeite de oliva é impossível obter um extravirgem bom e barato. Um preço baixo deveria fazer você questionar a qualidade e até a pureza do óleo. A maioria dos azeites de oliva de boa qualidade custará cerca de 20 dólares por 470mL. E muitas marcas serão ainda mais caras.

Se você fizer questão, ainda é possível usar azeite de oliva na Dieta dos Hamptons, mas deverá ser uma variedade engarrafada na origem. Depois do azeite de oliva engarrafado na origem, o melhor produto é o óleo de amêndoas ou o de abacate. Entretanto, devo lhe recomendar que utilize o óleo de macadâmia australiano como preferencial.

Consuma grande quantidade de legumes e algumas frutas

Em centenas de estudos ficou demonstrado que isso reduz sobremaneira seu risco de ter câncer. Embora este livro se destine principalmente à perda de peso, é vital que você entenda a fundamentação científica por trás de minhas recomendações. As vitaminas antioxidantes e os fitoquímicos, encontrados naturalmente nos legumes (desde que não excessivamente cozidos) e nas frutas, são a principal razão para esses alimentos serem tão saudáveis. Os suplementos nutricionais não podem conter os mesmos micronutrientes encontrados em frutas e legumes frescos e, por isso, não têm os mesmos efeitos benéficos que a quantidade recomendada na Dieta dos Hamptons em matéria de frutas e legumes.

Consuma quantidade moderada de álcool

O efeito de protetor cardíaco do consumo moderado de bebida alcoólica tem sido demonstrado em numerosos estudos epidemiológicos de grande porte. A ênfase está na moderação. Os resultados mostram que os consumidores moderados (homens que tomam cinco a seis drinques por semana) apresentaram índice 20% mais baixo em mortalidade por todas as causas e viviam mais que as pessoas que bebiam menos. Novos estudos mostram que o álcool pode melhorar a resistência à insulina e evitar a eclosão do diabetes. O estudo também demonstrava que para os diabéticos que bebem o risco de doença cardíaca é ainda menor que para os não-diabéticos. Obviamente, entretanto, o aumento da quantidade consumida de álcool acarretará menos benefícios, porque os índices de hipertensão, enfermidades hepáticas e câncer começam a subir quando o indivíduo bebe demais.

O carboidrato também pode ser perigoso

Finalmente, estamos começando a entender a questão do carboidrato. A pirâmide alimentar do USDA tem sido um desastre incontrolável e o bom senso está começando a prevalecer. De fato, um estudo recente provou que o aumento do consumo de carboidrato refinado é a causa primária da obesidade epidêmica. Em breve revelarei as pirâmides da Dieta dos Hamptons, que explicarão mais claramente o quadro nutricional. O "bom senso dietético" atual — com sua ênfase no consumo de carboidrato de qualquer tipo e na eliminação da gordura, não importa o tipo — mostrou-se equivocado. A população limitou-se a substituir a gordura por carboidrato refinado. Essa mudança dietética provocou a elevação do nível de triglicerídeos e baixou o colesterol total, juntamente com o mau colesterol, resultando em nenhuma redução do risco de doença cardíaca. Os cereais não refinados ou integrais são considerados benéficos ao coração — em quantidades moderadas, naturalmente. Os grãos integrais são ricos em fibras solúveis, como a aveia e a cevada, que também são protetores cardíacos.

Outras descobertas importantes que apóiam o uso de uma dieta do tipo Dieta dos Hamptons são:

1. O nível de triglicerídeos aumenta quando substituímos por carboidrato a gordura da alimentação. Portanto, consuma gordura boa e diminua o consumo do nocivo carboidrato simples.
2. O colesterol dietético e o consumo moderado de ovos não foram significativamente associados à doença cardíaca ou ao acidente vascular cerebral. "Moderado" foi definido como sete ovos por semana. Ovos são uma boa fonte de proteína magra.
3. Por muito persistente que seja a crença de que as dietas de alto teor de gordura saturada aumentam o risco de doença cardíaca, em somente dois estudos foi encontrada uma associação significativa entre os dois fatores, ao passo que centenas de outros estudos não os encontraram.
4. Quando gordura saturada e óleos endurecidos (leia-se gordura trans) são substituídos por gordura monoinsaturada, o nível do mau colesterol (LDL) cai e o do bom colesterol (HDL) sobe ou fica inalterado, diminuindo, assim, o risco de um episódio cardíaco. Consuma óleos saudáveis, como o de macadâmia.

Capítulo 4

As pirâmides da Dieta dos Hamptons

Marge tornou-se minha paciente quando chegou à menopausa. Ao longo dos anos ela vinha ganhando peso, especialmente na cintura. Admitiu que estava cerca de 16kg mais pesada que quando se casou — ocorrência relativamente comum depois de se ter dois filhos. Entretanto, não era obesa. Ainda jogava tênis e aproveitava o circuito de festas e coquetéis. Era esposa de um empresário muito bem-sucedido que ganhara milhões nos negócios imobiliários em Hamptons e precisava melhorar sua aparência. Expliquei-lhe os conceitos da Dieta dos Hamptons, esclarecendo que essa abordagem de baixo carboidrato permite o consumo de carboidratos complexos, que são bons e saudáveis, porém em quantidade limitada, além de quantidade ilimitada de alimentos que satisfazem. Ela ficou ouvindo e então perguntou: "E que diferença há entre essa dieta e as outras de baixo carboidrato?"

Respondi que podia lhe prometer algo impossível a qualquer outra dieta de baixo carboidrato: se ela adotasse essa alimentação, ficaria mais rica.

— Como assim? — indagou.

— Rica em monoinsaturados — retruquei.

Marge gostou da idéia de ter mais gordura em sua dieta. Anteriormente havia tentado fazer dietas com restrição de gordura e sempre sentia insatisfação porque ficava limitada a comer pouquíssimas calorias para conseguir perder uma mínima quantidade de peso a cada semana. Também havia tentado dietas de baixíssimo carboidrato e descobriu que essas tinham gordura em excesso, deixando-lhe uma sensação de desconforto após a refeição. Não havia como acreditar que tanta carne não fosse lhe fazer mal.

Intrigada com minha descrição da Dieta dos Hamptons, revelou que seus pais nunca haviam se preocupado com gordura. Eles comiam carne vermelha todo dia, em certas ocasiões até três vezes ao dia, e viveram mais de 90 anos. Por que ela se preocupava com tudo e ao mesmo tempo ganhava peso? Depois de ouvir falar das maravilhas da Dieta dos Hamptons, mal podia esperar para começar. Em apenas cinco meses perdeu os 16kg excedentes, ganhou excelente aparência e ótima disposição. Não podia acreditar que tivesse sido tão fácil, pois o tempo todo comera bem, sem nunca ter a sensação de fome.

Torne amigáveis as Pirâmides

Coloquei a palavra Pirâmide no plural intencionalmente. A nutrição é uma ciência bastante complexa e está em evolução; em minha opinião, uma só pirâmide não será capaz de conseguir comunicar a mensagem positiva sobre a saúde. Atualmente, a ciência sabe mais que em qualquer outra época sobre os micronutrientes dos alimentos e de que forma eles desempenham um papel na saúde. Daí ser impossível criar uma pirâmide que lhe ensine a comer. Durante anos tenho sido um declarado crítico da pirâmide alimentar do USDA; portanto, não há maiores necessidades de discutir aqui minhas opiniões. Em meu sistema de pirâmides, dividi os alimentos em categorias e projetei uma pirâmide para cada tipo. Dessa forma, para conferir rapidamente se um carboidrato ou proteína é saudável, basta olhar uma dessas pirâmides ou memorizá-la, afinal, não são complicadas.

A pirâmide da proteína

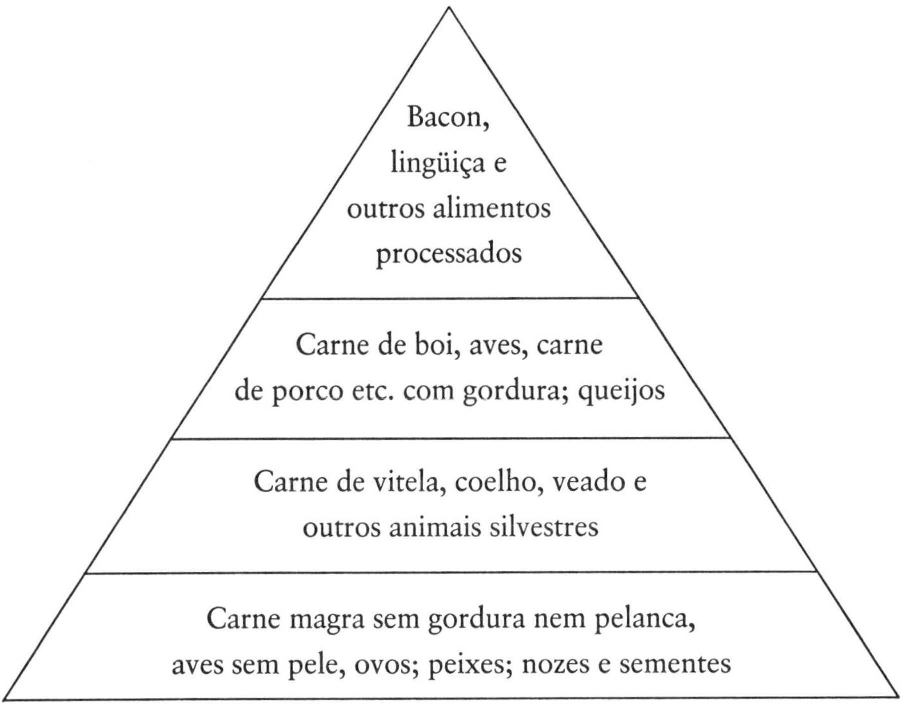

Nesta pirâmide todos os alimentos são permitidos, mas é melhor evitar os dois níveis superiores e tentar consumir mais alimentos dos níveis inferiores.

A pirâmide de carboidrato dos grãos

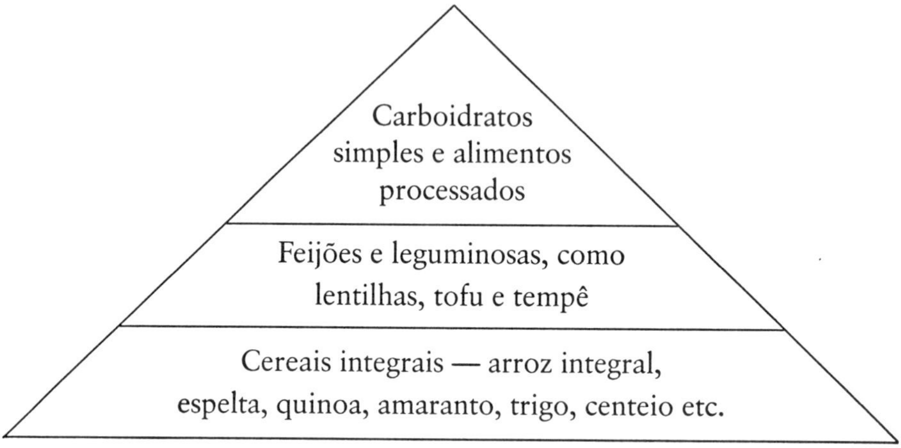

Nesta pirâmide você deve evitar totalmente o nível superior. Feijões, leguminosas e outros grãos integrais estão incluídos na Dieta dos Hamptons em quantidades variáveis, dependendo da quantidade de peso que você precise perder. Todos esses detalhes serão explicados no próximo capítulo.

A pirâmide de carboidrato dos legumes

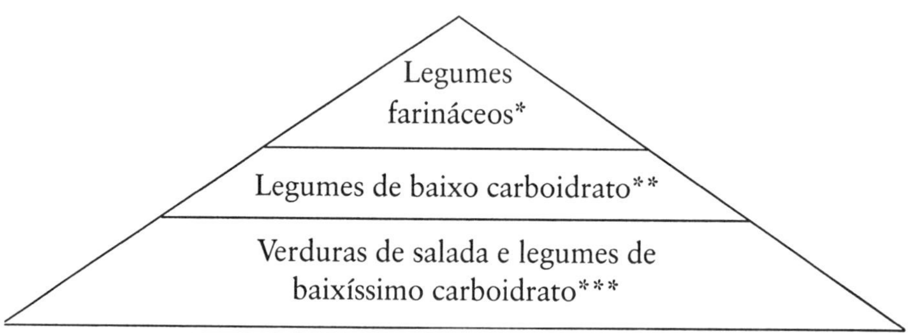

---

*Os legumes farináceos são ervilha, cenoura, milho, batata (branca), abobrinha, beterraba, pastinaca, jacatupé, fruta-pão, aipim, banana-da-terra e christofene.

**Os legumes de baixo carboidrato incluem berinjela, cebola, tomate, brócolis, couve-flor, aspargo, repolho, alho-poró, cebolinha, castanha-d'água, vagem, abacate, abóbora-macarrão, nabo, fundo de alcachofra, quiabo, couve-tronchuda e folha de dente-de-leão (taráxaco).

***As verduras de salada incluem todos os tipos de alface, espinafre, couve, funcho, cogumelo, couve chinesa, aipo, rabanete, pimentão, broto de feijão e pepino.

Nesta pirâmide só é preciso evitar o nível superior enquanto você estiver tentando perder peso; depois, incorpore esses legumes a seu programa dietético. Quando quiser manter a perda de peso, lembre-se de que nem todos os legumes foram criados iguais, portanto, essa pirâmide ajuda você a escolher entre os diversos tipos. O mesmo diz respeito à pirâmide seguinte, a das frutas. Pode-se consumir todas as frutas, mas procure escolher os degraus inferiores da escada.

Estas listas não pretendem abranger tudo; haverá outras em um capítulo posterior. Mas lembre-se da regra simples: se o legume não estiver listado no degrau do alto ou no de baixo, então constará do degrau do meio.

A pirâmide das frutas

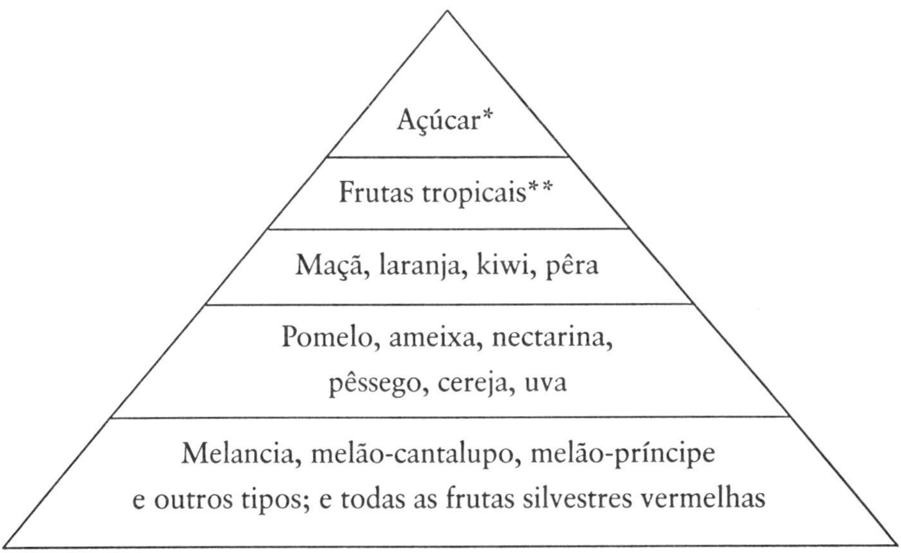
Açúcar*
Frutas tropicais**
Maçã, laranja, kiwi, pêra
Pomelo, ameixa, nectarina,
pêssego, cereja, uva
Melancia, melão-cantalupo, melão-príncipe
e outros tipos; e todas as frutas silvestres vermelhas

*O açúcar inclui (não apenas) xarope de milho, açúcar de beterraba, xarope de bordo, frutose, xarope de milho de alta frutose, sacarose, xarope de arroz integral, açúcar mascavo, mel e qualquer outra forma disfarçada de açúcar.

**As frutas tropicais incluem banana, abacaxi, goiaba, manga, mamão, maracujá etc.

Na Dieta dos Hamptons estimulamos o consumo de todas as frutas; somente na fase inicial de perda de peso você deve se concentrar mais em algumas que em outras. Esta pirâmide ilustra o modo como se deve pensar nos alimentos depois de ter perdido peso. Veremos em seguida as normas para a perda de peso.

A pirâmide de gordura e óleos

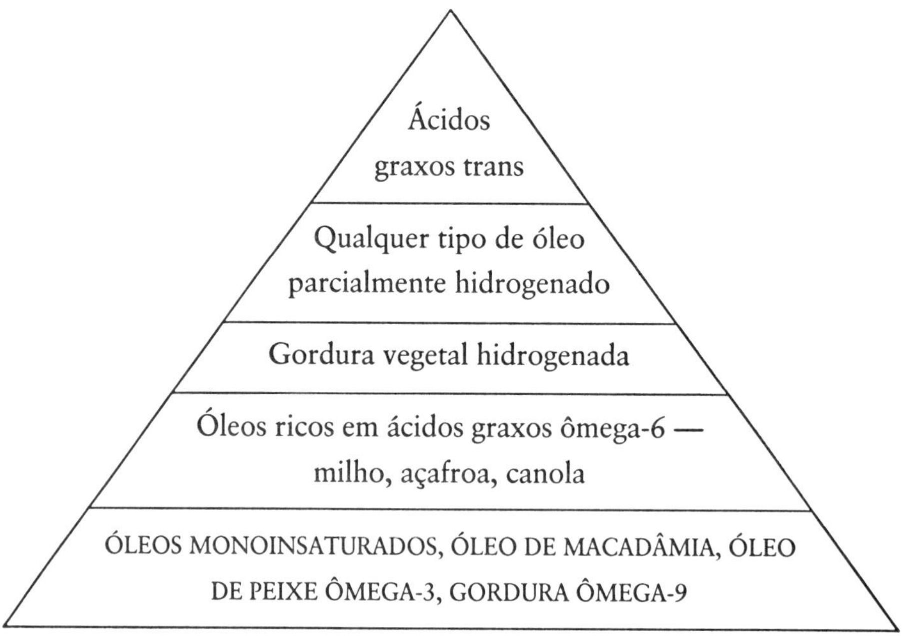

Esta pirâmide é singela, porém crucial, se você quiser manter uma ótima saúde, que é a razão primordial do sucesso da Dieta dos Hamptons entre meus pacientes. Portanto, procure estudá-la e cuidadosamente tome nota da gordura e dos óleos saudáveis. Só use os óleos do degrau da base da pirâmide.

Steve, personagem famoso de Hollywood com casa em Alfredo, queria melhorar sua saúde. Como a maioria de seus amigos fazia parte de minha clientela, ele resolveu aparecer para tirar a limpo os comentários que ouvira. Duas de suas atrizes principais tinham perdido peso com a Dieta dos Hamptons e o mesmo acontecera com outras pessoas de seu restrito círculo social. O que eu poderia estar dizendo a eles que Steve já não soubesse? Ele não precisava perder peso, mas estava com o colesterol alto e não queria ter um infarto. Fazia regime, seguindo uma dieta muito restrita de baixo teor de gordura. Havia contratado um cozinheiro, logo, para ele era fácil seguir qualquer programa. Fazia exercícios físicos regularmente, pois o felizardo era dono de uma mansão tão grande quanto uma aldeia inteira, bem na beira da praia, e gostava de praticar corrida toda manhã bem cedinho.

Não importa quanta gordura ele cortasse na dieta, pelo jeito seu colesterol continuava subindo. Em um processo lento, ao longo dos anos o nível tinha subido 55 pontos, atingindo agora o estágio em que seu médico queria que começasse a tomar remédios. Muitos de seus parceiros de pólo haviam evitado usar medicamentos de combate ao colesterol simplesmente seguindo minhas instruções. Ele também queria obter esse resultado e, como meu nome continuava a surgir de todos os lados, procurou minha orientação.

Dei a ele explicação a respeito de todos os dados sobre a gordura que você acabou de ler. No entanto, ele não ficou inteiramente convencido, apesar da vasta literatura científica sobre o tema. Por mais rico que fosse, ele ainda precisava entender que tinha de ser igualmente rico em monoinsaturados. Concordou em seguir meus conselhos dietéticos durante seis semanas e depois fazer um exame de sangue para conferir se a dieta havia funcionado. Argumentei que seis semanas não seriam suficientes, mas ele era o tipo de pessoa a quem não se pode dizer não. Eu precisava representar tão bem quanto seus atores. Não era um papel que normalmente me agradasse, porém *era* um desafio que sabia estar capacitado a enfrentar.

No final de seis semanas, Steve comentou que a Dieta dos Hamptons estava sendo muito fácil de seguir. Ele nunca sentia a fome que era comum em todas as ocasiões em que adotara um regime de baixo teor de gordura, e em razão do aumento de energia estava conseguindo fazer mais exercícios. Pensou que a dieta fosse difícil de seguir, porém eu lhe tinha dado a tabela a seguir, o que o ajudou a categorizar os alimentos com muita facilidade.

Steve perdeu cerca de 2,5kg, seu colesterol total baixou 40 pontos e o colesterol HDL subiu 25 pontos, atingindo a respeitável contagem de 50. Ele estava muito satisfeito e agora sabia por que se falava tanto da Dieta dos Hamptons.

Portanto, o que é a Dieta dos Hamptons? Não estou preconizando como mais saudável uma abordagem de alto índice de gordura e nível ultra-reduzido de carboidrato. A abordagem que recomendo é a de baixo consumo de alimentos industrializados e alto consumo de boas fontes de proteína; uma dieta rica em legumes, nozes e frutas de baixo teor de açúcar; rica também em gordura monoinsaturada ômega-9.

A Dieta dos Hamptons não exige uma mudança radical de hábitos alimentares — ela requer apenas uma mudança em direção a escolhas mais saudáveis. Para a maioria das pessoas, as modificações dietéticas radicais são pouco práticas no longo prazo. O que não quer dizer que eu estimule você a voltar aos hábitos antigos imediatamente depois da almejada perda de peso. Já que a maioria de nós tem hábitos alimentares tenebrosos, para algumas pessoas a Dieta dos Hamptons poderá ser uma mudança substancial; para outras, virá apenas encorajá-las a tomar decisões corretas sobre a alimentação, por boa parte do resto de sua vida. Ninguém é perfeito, mas se visarmos à perfeição e só alcançarmos 80% da meta, ainda assim teremos feito grande diferença para nossos fatores de risco de saúde.

RELAÇÃO DE ALIMENTOS ACEITÁVEIS E INACEITÁVEIS DA DIETA DOS HAMPTONS

Tipo de alimento	Consumir	Não consumir
Proteína	Carne magra sem sebo, aves sem pele	Carnes com gordura; toucinho defumado, lingüiça ou leite em excesso
Peixes e ácidos graxos ômega-3	Salmão, truta, sardinha, semente de linhaça, nozes	Peixe frito (exceto os não empanados, tostados na frigideira com óleo de macadâmia)
Frutas e legumes	Grande quantidade de legumes; limitar o consumo de frutas àquelas pobres em açúcar	Frutas ricas em açúcar, como banana; limitar o consumo de milho, ervilha, tomate e batata
Feijões, leguminosas e nozes	Noz de macadâmia, castanha-do-pará, nozes, pecãs, lentilhas, feijões	Nozes tostadas em mel de abelha; limitar o consumo de amendoim e ervilha
Grãos	Somente grãos integrais — a palavra *integral* deve aparecer na relação de ingredientes, e não só no rótulo	Produtos de farinha refinada, inclusive arroz e macarrão, biscoitos, carboidrato refinado e alimentos processados
Óleos	Óleo de macadâmia — como segunda opção, usar azeite de oliva extravirgem engarrafado na origem ou óleo de abacate	Todos os outros, sem exceção, inclusive qualquer tipo de pastinha ou margarina

Tipo de alimento	Consumir	Não consumir
Gordura	Rica em monoinsaturados; enfatizar alimentos integrais e ácidos graxos não-trans	Nenhuma fritura de fast-food, batatas chips, bolachas ou alimentos embalados ou processados de qualquer tipo; leia os rótulos para evitar tudo que seja hidrogenado
Álcool	150mL de vinho, 45mL de bebida destilada	Limite (por semana): duas doses para as mulheres e quatro para os homens

As dez regras de ouro da Dieta dos Hamptons para a saúde cardíaca

1. Use o óleo de macadâmia australiano como fonte principal de gordura monoinsaturada.
2. Evite o consumo de açúcar.
3. Evite a gordura trans encontrada principalmente nos alimentos industrializados. Localize e evite os alimentos que contenham algum ingrediente "parcialmente hidrogenado", margarina ou gordura hidrogenada.
4. Evite o carboidrato simples — ou seja, tudo que contenha farinha branca, inclusive a maioria dos pães, macarrão e arroz.
5. Evite consumir óleos de alto teor de ácidos graxos ômega-6, tais como óleo de milho, girassol, açafroa, soja, amendoim, colza e óleos altamente processados como o de canola, além da maioria dos azeites de oliva.
6. Incorpore mais peixes gordurosos a seu cardápio; caso não seja possível, tome um suplemento nutricional que contenha a quantidade certa de ácidos graxos ômega-3. (Os suplementos serão explicados em capítulo posterior.)
7. Consuma nozes, leguminosas e feijões em quantidade moderada e à guisa de lanche.
8. Em matéria de grãos, limite o consumo aos exclusivamente integrais.
9. Coma legumes em grande quantidade e limite as frutas às de menor teor de açúcar.
10. Consuma bebidas alcoólicas em quantidade moderada.

Capítulo 5

A escolha certa em óleos e gordura

Deanna, uma famosa atriz que recentemente comprou uma casa em Hamptons, veio a meu consultório em busca de boa orientação nutricional. Como a maioria das mulheres, ela queria perder alguns quilinhos e estava cansada de passar fome para consegui-lo. Tinha um papel especial em uma produção que começava a ser filmada no final do verão e apenas oito semanas para adquirir sua melhor aparência. Desde que chegara da Costa Oeste vinha freqüentando o circuito de festas e corria sério perigo de superexposição. Tinha sido vista em todos os eventos beneficentes locais, vernissages e festas de praia na madrugada. O tablóide local, *Dan's Papers*, seguia em seu encalço por toda parte e até se comentava o quanto ela tinha engordado desde sua chegada ao Leste. Ela admitiu para mim que não conseguia fechar o zíper de muitos de seus vestidos — e isso estava partindo de uma mulher que já era um palito.

Ela queria que eu instruísse seus assessores quanto ao que fazer para deixá-la com seu melhor visual. Quando a examinei, percebi que tinha pequenos problemas de pele. Quando os mencionei, ela respondeu que desde a puberdade vinha tendo aqueles problemas, mas não se importava, pois sempre estavam cobertos pela maquiagem.

Esclareci a Deanna que a maioria das irritações cutâneas era resultado direto de algum desequilíbrio interno e que depois de começar a Dieta dos Hamptons ela também veria a pele melhorar. Como estava mais interessada em perder peso, ela realmente não pensou mais em tal aspecto. Deanna admitia que, como ocorria a tanta gente em Hollywood, tinha tentado variadas dietas de alto teor de proteína, mas não se dava bem com elas: sempre ficava com sensação de indigestão e costumava ganhar peso. Expliquei-lhe que embora minha abordagem fosse reduzir o carboidrato, tinha a ver com o carboidrato adequado e, mais ainda, com se tornar rica em monoinsaturados. Portanto, esquematizei o programa e entreguei a Deanna seu primeiro frasco de óleo de macadâmia australiano, para que o levasse a seu cozinheiro. E lá se foi ela.

Depois de três semanas, ela veio me ver na cidade e não conseguia acreditar que tivesse perdido os 3,6kg que esperava levar o resto do verão para perder. Nunca na vida havia perdido peso tão depressa. E, ainda por cima, naquelas três semanas a pele de seu rosto ficara inteiramente limpa — o que jamais havia acontecido. Expliquei-lhe que era porque o óleo de macadâmia tinha alto conteúdo de ácido palmitoléico, um parente próximo do óleo de nossa própria pele. Nem preciso dizer o quanto ela estava encantada. A verdadeira chave do sucesso na perda de peso é planejar uma dieta que adote os tipos saudáveis de gordura e carboidrato — do jeito que faz a Dieta dos Hamptons.

Como hoje existe uma grande variedade de óleos comestíveis no mercado, decidi incluir neste livro uma seção em que descrevo as diversas opções existentes, para que você possa fazer uma escolha abalizada, caso não lhe agrade o sabor do óleo de macadâmia ou se preferir usar algo diferente de vez em quando. Se você quer apenas saber que tipo usar, aceite o conselho de Jenny, que ficou maravilhada ao perder 50kg em nove meses com a Dieta dos Hamptons: "Uso o óleo de macadâmia para tudo. Ele mudou minha vida." Jenny passou do manequim 54 para o 38, ou seja, perdeu em peso uma pessoa inteira. Quando explico a meus pacientes que tipo de gordura e óleos usar, a mensagem é clara: óleo de macadâmia para todos os usos culinários; manteiga, em vez de margarina, para passar no pão; nenhum óleo poliinsaturado e nada de gordura trans. Depois que Jenny modificou sua dieta, as alergias desapareceram completamente e ela começou a perder peso. Só nas duas primeiras semanas foram mais de 7kg. Logo, eu sei que ela é uma convertida; mas, e você? Preciso lhe convencer e, como você talvez queira experimentar variados tipos de óleos em receitas, de vez em quando será importante saber o que estará levando ao comprar um produto.

Eis aqui uma "cola" simples de lembrar quando for comprar gordura ou óleos:

- Gordura monoinsaturada = saudável = ácidos graxos ômega-9
- Gordura poliinsaturada deve ser equilibrada ou se torna prejudicial. Inclui os ácidos graxos ômega-3 e ômega-6 — procure por aquela relação de 1:1 entre ômega-6 e ômega-3 ou o mais perto disso possível.
- Gordura trans = mortal
- Ponto de queima = quanto mais alto, melhor
- Oxidação = quanto mais lenta, melhor

Para entender de óleos

Na intenção de facilitar o entendimento da questão, dividi os óleos em cinco categorias, a seguir.

Categoria 1: ponto de queima baixo

Esses óleos nunca devem ser aquecidos. Destinam-se a ser usados como suplementos nutricionais, por seu conteúdo de ácidos graxos. Os dois exemplos mais comuns são o óleo de linhaça e os óleos de peixe com ômega-3. Lembre-se de que o ponto de queima dado neste capítulo corresponde a uma média, baseada em toda a informação que recolhi. Cada óleo parece ter uma faixa, fundamentada mais provavelmente na idade do produto e no laboratório que realizou o teste. Alguns procedimentos culinários de baixa temperatura incluem temperar saladas, cozinhar no vapor, aferventar e precozer. Entretanto, eu nunca usaria este grupo senão para receitas frias.

Óleo de linhaça

A mais rica das fontes do ácido graxo ômega-3 ALA, o óleo de linhaça, é também a mais alta fonte vegetal de ácido graxo ômega-3. Esse óleo não deve jamais ser usado para cozinhar. Deve ser refrigerado e, uma vez aberto, sua duração é de apenas dois meses. Pode ser guardado no freezer para prolongar a expectativa de vida, porém recomendo mantê-lo aberto por apenas dois meses e depois usá-lo na mobília — é um perfeito lustra-móveis. Outra forma de obter os benefícios do óleo de linhaça é moer você mesmo as sementes todas as manhãs, em um moedor de café, tendo o cuidado de não triturar demais, pois isso pode aumentar o calor e decompor o conteúdo de ácidos graxos.

- Relação de ômega-6 para ômega-3 = 0,3:1 (excelente!)
- Conteúdo de ômega-3 = 57%
- Conteúdo de ômega-6 = 16%
- Conteúdo de ômega-9 = 18%
- Gordura saturada = 9%
- Ponto de queima = 107° C

Óleo de peixe

Esse óleo normalmente se compõe dos óleos de variados peixes de água fria, como salmão, cavala, arenque e sardinha. Nunca pode ser usado para cozinhar e deve ser guardado no refrigerador. É geralmente consumido sob forma de suplemento nutricional. Como somos tão deficientes em ômega-3, a maioria de nós necessitará tomar um desses suplementos no começo da Dieta dos Hamptons, com o objetivo de combater o alto índice de ômega-6 que percorre nosso corpo. O conteúdo de ácidos graxos irá variar de acordo com os tipos de peixe utilizados.

- Relação de ômega-6 para ômega-3 = não é fonte de ácidos graxos ômega-6
- Conteúdo de ômega-3 = 75%
- Conteúdo de ômega-6 = 0%
- Conteúdo de ômega-9 = 0%
- Gordura saturada = 25%
- Ponto de queima = 113° C

Óleo de borragem

Esse óleo é uma fonte do ácido graxo ômega-6 chamado GLA e contém o dobro da quantidade contida no óleo de prímula. O óleo de borragem não deve ser usado para cozinhar. É consumido sob forma de suplemento nutricional. O GLA é um dos ácidos graxos ômega-6 saudáveis.

- Relação de ômega-6 para ômega-3 = não é fonte de ácidos graxos ômega-3
- Ácidos graxos ômega-3 = 0%
- Ácidos graxos ômega-6 = 60%, mas só 22% de ômega-6 saudável
- Ácidos graxos ômega-9 = 26%
- Gordura saturada = 14%
- Ponto de queima = 107° C

Óleo de prímula

Essa é mais uma fonte rica em ácido graxo ômega-6 GLA. Não deve ser usado para cozinhar.

- Relação de ômega-6 para ômega-3 = não é fonte de ácidos graxos ômega-3
- Ácidos graxos ômega-3 = 0%
- Ácidos graxos ômega-6 = 81%, mas só 9% de ômega-6 saudável
- Ácidos graxos ômega-9 = 9%
- Gordura saturada = 10%
- Ponto de queima = 107º C

Óleo de germe de trigo

Esse óleo contém alguns ácidos graxos ômega-3, mas é prioritariamente um ácido graxo ômega-6. Nunca deveria ser usado para cozinhar. A maioria das pessoas o consome sob forma de suplemento, com o nome de octacosanol. Portanto, se você estiver tomando este suplemento, precisará aumentar seu consumo de gordura ômega-3 para equilibrá-lo.

- Relação ômega-6 para ômega-3 = 6,5:1
- Ácidos graxos ômega-3 = 8%
- Ácidos graxos ômega-6 = 53%
- Ácidos graxos ômega-9 = 22%
- Gordura saturada = 17%
- Ponto de queima = 107º C

Óleo de semente de cânhamo

Esse óleo não é amplamente utilizado e jamais deve ser aquecido. É uma rica fonte do ácido graxo ômega-3 ALA.

- Relação ômega-6 para ômega-3 = 2,5:1
- Ácidos graxos ômega-3 = 21%
- Ácidos graxos ômega-6 = 54%
- Ácidos graxos ômega-9 = 15%
- Gordura saturada = 10%
- Ponto de queima = 121-149° C

Óleo de groselha preta

Eis outra fonte decente de GLA, mas sem o menor sinal de ácido graxo ômega-3. Nunca deve ser utilizado para cozinhar.

- Relação de ômega-6 para ômega-3 = irrelevante como fonte de ácidos graxos ômega-3
- Ácidos graxos ômega-3 = 0%
- Ácidos graxos ômega-6 = 80%, dos quais só 18% são de GLA
- Ácidos graxos ômega-9 = 12%
- Gordura saturada = 8%
- Ponto de queima = 107° C

Outros óleos de baixo ponto de queima (não que eu condene seu emprego, notem bem) incluem:

- Óleo de canola não-refinado
- Óleo de açafroa não-refinado
- Óleo de girassol não-refinado

Categoria 2: ponto de queima médio

Você pode cozinhar com esses óleos por sua própria conta e risco. Em função dos pontos de queima eles se prestam a procedimentos como dourar, de leve, assar em forno moderado e cozinhar em panela de pressão — métodos cujas temperaturas não ultrapassam os 160° C. Não-refinados na maioria, eles devem a isso o fato de conservarem certo sabor. Alguns da categoria são semi-refinados. Quanto mais refinado o óleo, mais ele foi submetido a processamento e menos saudável é. Alguns desses óleos serão mencionados em distintas categorias, pois esta seção teve por critério exclusivo o ponto de queima. O perfil ácido-graxo de cada óleo varia, logo, esteja atento a isso. O azeite de oliva se inclui nesta categoria.

Óleo de milho

Esse é um velho preferido e, nos tempos de criança, era o segundo mais utilizado lá em casa — o azeite de oliva era o primeiro, naturalmente. Ele contém pequena quantidade de ácidos graxos ômega-3 e se compõe quase inteiramente de gordura poliinsaturada ômega-6. O ponto de queima é para a versão não-refinada. Nunca deveria ser usado para fritar por causa da tendência a formar espuma. Se você quiser usá-lo em pratos de forno, nunca use temperaturas acima de 176° C.

- Relação ômega-6 para ômega-3 = 59:1 (deplorável!)
- Ácidos graxos ômega-3 = 1%
- Ácidos graxos ômega-6 = 59%
- Ácidos graxos ômega-9 = 27%
- Gordura saturada = 13%
- Ponto de queima = 160° C

Óleo de amendoim

Esse contém grau elevado de gordura monoinsaturada, mas não tão alto quanto o do óleo de macadâmia — ou o azeite de oliva. Recomendo esse óleo apenas se for orgânico e somente em raras ocasiões, pois contém alto nível de gordura ômega-6, apesar do conteúdo de gordura monoinsaturada. O ponto de queima é apenas para a versão não-refinada do óleo.

- Relação ômega-6 para ômega-3 = 34:1
- Ácidos graxos ômega-3 = 0%
- Ácidos graxos ômega-6 = 34%
- Ácidos graxos ômega-9 = 48%
- Gordura saturada = 18%
- Ponto de queima = 135-149° C

Óleo de gergelim

Esse óleo é usado extensivamente nas culinárias da Ásia e do Oriente Médio; portanto, você irá comê-lo em restaurantes do gênero. O óleo de gergelim contém um pouco de gordura monoinsaturada e grau elevado de gordura poliinsaturada ômega-6. Alguns dos benefícios do óleo de gergelim para a saúde vêm de seus antioxidantes exclusivos, que não são destruídos pelo calor. Isso talvez se deva ao sesamol. O óleo de gergelim contém, ainda, a fosfatidilcolina, logo, não é de todo nocivo. Limite sua utilização a *raras ocasiões*, pois ele possui grande quantidade de poliinsaturados ômega-6.

- Relação ômega-6 para ômega-3 = 45:1
- Ácidos graxos ômega-3 = 0%
- Ácidos graxos ômega-6 = 45%
- Ácidos graxos ômega-9 = 40%
- Gordura saturada = 15%
- Ponto de queima = 121-149° C

Óleo de soja

Esse óleo não tolera bem o calor e é melhor usá-lo frio, caso pretenda fazê-lo. O óleo de soja é quase sempre refinado e hidrogenado total ou parcialmente para produzir gordura vegetal hidrogenada, margarina ou (normalmente) molhos de salada. Por essas razões — e porque a maioria das plantações de soja pelo menos nos Estados Unidos é geneticamente modificada —, recomendo evitar seu uso.

- Relação ômega-6 para ômega-3 = 11:1
- Ácidos graxos ômega-3 = 5%
- Ácidos graxos ômega-6 = 56%
- Ácidos graxos ômega-9 = 24%
- Gordura saturada = 15%
- Ponto de queima = 149° C

Óleo de açafroa

Esse óleo vem agora em muitas versões diferentes. Foi muito popular nos anos 70, quando se proclamavam os benefícios da gordura poliinsaturada, afinal ele contém a máxima percentagem delas. Em vista da oxidação extremamente acelerada, eu o considero muito indesejável.

- Relação ômega-6 para ômega-3 = 78:1 (a pior)
- Ácidos graxos ômega-3 = 0%
- Ácidos graxos ômega-6 = 78%
- Ácidos graxos ômega-9 = 14%
- Gordura saturada = 8%
- Ponto de queima = 149° C

Óleo de açafroa de alto teor oléico

Esse óleo provém de uma nova variedade desenvolvida para ter mais gordura monoinsaturada — mais um caso de "alimento clonado". O alto nível de gordura monoinsaturada (ácido oléico) permite ao produto sofrer menos oxidação, porém não o recomendo por causa da manipulação genética e porque o ponto de queima ainda permanece baixo.

- Relação ômega-6 para ômega-3 = 16:1
- Ácidos graxos ômega-3 = 0%
- Ácidos graxos ômega-6 = 16%
- Ácidos graxos ômega-9 = 76%
- Gordura saturada = 8%
- Ponto de queima = 163° C

Óleo de girassol

Esse óleo só perde para o anterior em quantidade de gordura poliinsaturada. Extremamente instável, ele só é encontrado em versões refinadas, por causa da tendência à oxidação. Não é um óleo saudável para se consumir.

- Relação ômega-6 para ômega-3 = 69:1
- Ácidos graxos ômega-3 = 0%
- Ácidos graxos ômega-6 = 69%
- Ácidos graxos ômega-9 = 19%
- Gordura saturada = 12%
- Ponto de queima = 149° C

Óleo de girassol de alto teor oléico

A exemplo do óleo de açafroa, criou-se uma nova variedade, com conteúdo ácido-graxo menos sensível à oxidação e muito mais rico em gordura monoinsaturada. Mais uma vez, não recomendo de forma alguma o consumo desse óleo, pois é refinado e tem um ponto de queima baixo.

- Relação ômega-6 para ômega-3 = 6,5:1
- Ácidos graxos ômega-3 = 0%
- Ácidos graxos ômega-6 = 11%
- Ácidos graxos ômega-9 = 81%

- Gordura saturada = 8%
- Ponto de queima = 163° C

Óleo de nozes

Como a maioria das nozes usadas para óleo é altamente processada, a utilização do óleo de nozes é menos desejável. Caso você consiga encontrar uma versão orgânica, talvez queira usá-lo ocasionalmente para temperar saladas ou dourar levemente. O óleo contém uma quantidade reduzida de ácidos graxos ômega-3, mas é essencialmente uma gordura poliinsaturada. Logo, se resolver usar esse óleo, faça-o com parcimônia.

- Relação ômega-6 para ômega-3 = 6,8:1
- Ácidos graxos ômega-3 = 5%
- Ácidos graxos ômega-6 = 58%, dos quais 3% de GLA
- Ácidos graxos ômega-9 = 28%
- Gordura saturada = 9%
- Ponto de queima = 160° C

Óleo de semente de abóbora

Esse óleo contém alguns ácidos graxos ômega-3 e gordura monoinsaturada, mas ainda assim em proporção inadequada.

- Relação ômega-6 para ômega-3 = 20:1
- Ácidos graxos ômega-3 = 3%
- Ácidos graxos ômega-6 = 60%
- Ácidos graxos ômega-9 = 20%
- Gordura saturada = 17%
- Ponto de queima = 121° C

Óleo de pistache

Esse óleo possui uma alta porcentagem de gordura monoinsaturada, mas também é rico em gordura poliinsaturada.

- Relação ômega-6 para ômega-3 = 31:1
- Ácidos graxos ômega-3 = 0%
- Ácidos graxos ômega-6 = 31%
- Ácidos graxos ômega-9 = 54%
- Gordura saturada = 15%
- Ponto de queima = 163-176° C

Azeite de oliva

Para efeito de comparação, descrevo a seguir os perfis ácido-graxos; preste muita atenção à relação.

- Relação ômega-6 para ômega-3 = 12:1
- Ácidos graxos ômega-3 = 1%
- Ácidos graxos ômega-6 = 12%
- Ácidos graxos ômega-9 = 72%
- Gordura saturada = 15%
- Ponto de queima = 121-149° C

Categoria 3: ponto de queima elevado

Caso você queira, poderá usar os óleos dessa categoria para a maioria de pratos de forno e também para dourar, refogar e cozinhar em wok, estritamente da perspectiva do ponto de queima. Entretanto, esses óleos são semi-refinados ou totalmente refinados, portanto, não recomendo seu emprego. Alguns dos perfis ácido-graxos dos óleos dessa categoria foram descritos anteriormente. O ponto de queima mais elevado se deve simplesmente ao produto ser mais refinado e menos saudável.

Óleo de semente de algodão

Esse óleo não está amplamente disponível para o consumidor, sendo usado quase exclusivamente como ingrediente de alimentos processados. Tem uma longa história de uso nos Estados Unidos, desde a década de 1860, quando imperava o algodão. É empregado na indústria alimentícia em função do elevado ponto de queima e da propriedade de aumentar o tempo de armazenamento dos alimentos, pelo fato de ser hidrogenado. A gordura saturada que ele contém é o ácido palmítico, que comprovadamente eleva o colesterol. Em razão de seu nível de hidrogenação, o óleo de semente de algodão contém muitos ácidos graxos trans. Procure evitar esse assassino.

- Relação ômega-6 para ômega-3 = 56:1
- Ácidos graxos ômega-3 = 0%
- Ácidos graxos ômega-6 = 56%
- Ácidos graxos ômega-9 = 18%
- Gordura saturada = 26%
- Ponto de queima = 204° C

Óleo de semente de uva

Esse óleo é extraído da semente da uva depois da prensagem para fabricação do vinho. A maior parte do óleo de semente de uva oferecido no mercado sofreu extração química. Também a proporção não causa boa impressão. Eu jamais o utilizaria em minha cozinha e tampouco lhe recomendo cozinhar com ele. São extremamente exagerados os supostos benefícios que traz à saúde.

- Relação ômega-6 para ômega-3 = 76:1
- Ácidos graxos ômega-3 = 0%
- Ácidos graxos ômega-6 = 76%
- Ácidos graxos ômega-9 = 15%

- Gordura saturada = 9%
- Ponto de queima = 204° C

Óleo de semente de chá ou camélia

Esse é um novo tipo de óleo, proveniente da China. Hesito em recomendá-lo porque vem sendo apregoado como a resposta a tudo, como remédio ou alimento natural, o que me torna um pouco cético. Entretanto, para ser abrangente, vou incluí-lo aqui.

- Relação ômega-6 para ômega-3 = 8:1
- Ácidos graxos ômega-3 = 0%
- Ácidos graxos ômega-6 = 9%
- Ácidos graxos ômega-9 = 83%
- Gordura saturada = 8%
- Ponto de queima = 204° C

Óleo de canola

Esse óleo está incluído para lhe permitir comparar mais facilmente os perfis. Eu jamais o utilizaria.

- Relação ômega-6 para ômega-3 = 2,4:1
- Ácidos graxos ômega-3 = 10%
- Ácidos graxos ômega-6 = 24%
- Ácidos graxos ômega-9 = 54%
- Gordura saturada = 12%
- Ponto de queima = 176° C

A seguir, outros óleos da mesma categoria, cujos perfis ácido-graxos descrevemos anteriormente. Todos foram mais refinados para obtenção de ponto de queima mais elevado.

Óleo de milho refinado = 190-204° C
Óleo de açafroa refinado = 176° C
Óleo de gergelim refinado = 176° C
Óleo de girassol de alto teor oléico refinado = 190° C
Óleo de soja semi-refinado = 176° C
Óleo de soja refinado = 204° C
Óleo de nozes semi-refinado = 204° C
Óleo de amendoim refinado = 204° C
Óleo de girassol semi-refinado = 204° C
Óleo de canola refinado = 204° C

Categoria 4: ponto de queima ultra-elevado

Esta é minha categoria favorita de óleos porque me permite falar sobre a base da Dieta dos Hamptons — o óleo de macadâmia, que se inclui nesta categoria junto com outros óleos. A maioria deles é refinada, mas alguns, como o óleo de macadâmia australiano, não são. Esses óleos têm ponto de queima elevado e podem ser usados para tostar, dourar, fritar, preparar tempuras e milanesas e assar em forno de alta temperatura.

Maria mal podia esperar para começar a dieta. Todos os seus amigos tinham perdido peso com meu programa e ela queria ser a próxima. Só havia um probleminha — o medo de mudar para o óleo de macadâmia. Ela sempre tinha usado o azeite de oliva, que considerava o mais saudável de todos. Além disso, era de origem latina e não conseguia imaginar a mudança; nada teria o sabor correto. Para ser perfeitamente honesto, confesso que ela era uma diva — não só na vida real, mas na profissão também. Expliquei-lhe que a razão pela qual a Dieta dos Hamptons funciona tão bem é o perfil de perfeita salubridade de seu ingrediente principal — o óleo de macadâmia australiano de primeira qualidade. Concordou relutante em usá-lo, mas principalmente porque todas as suas amigas tinham feito a mudança. Três meses depois, seis manequins abaixo e 13,5kg mais magra, ela não podia estar mais contente.

Vamos simplesmente começar pelos óleos já citados, que foram mais refinados para obter ponto de queima mais elevado.

Óleo de açafroa de alto teor oléico refinado = 232° C
Óleo de girassol de alto teor oléico refinado = 232° C
Óleo de amendoim super-refinado = 232° C
Óleo de soja super-refinado = 232° C

Óleo de macadâmia

Esse óleo contém a mais alta quantidade de gordura monoinsaturada do mercado, o que o torna extremamente estável; tem um ponto de queima elevado e a perfeita proporção de ácidos graxos que estamos almejando.

- Relação ômega-6 para ômega-3 = 1:1
- Ácidos graxos ômega-3 = 2%
- Ácidos graxos ômega-6 = 2%
- Ácidos graxos ômega-9 = 84%
- Gordura saturada = 12%
- Ponto de queima = 204 a 232° C

Óleo de amêndoas

Como a maioria dos óleos extraídos de nozes, esse apresenta um ponto de queima elevado e bom nível de gordura monoinsaturada, mas ainda tem nível moderado de poliinsaturados.

- Relação ômega-6 para ômega-3 = 28:1
- Ácidos graxos ômega-3 = 0%
- Ácidos graxos ômega-6 = 28%
- Ácidos graxos ômega-9 = 65%

- Gordura saturada = 7%
- Ponto de queima = 221° C

Óleo de avelãs

Extraído das nozes de avelaneira, esse óleo é muito rico em gordura monoinsaturada mas sua gordura poliinsaturada continua um pouco alta, transformando-o assim em uma escolha pouco sensata para sua mesa.

- Relação ômega-6 para ômega-3 = 15:1
- Ácidos graxos ômega-3 = 0%
- Ácidos graxos ômega-6 = 15%
- Ácidos graxos ômega-9 = 75%
- Gordura saturada = 10%
- Ponto de queima = 218° C

Óleo de palmeira ou óleo do cerne da palmeira

O óleo de palmeira é isolado da polpa da palmeira oleaginosa e o óleo do cerne da palmeira é derivado do núcleo da planta. Daí resulta terem perfis ácido-graxos ligeiramente diferentes, mas ambos com altos níveis de gordura saturada. Não tema esses óleos, a não ser que tenham sido hidrogenados. Porém, por não conterem quantidade significativa de gordura monoinsaturada, não recomendaria seu consumo regular nem sua inclusão na Dieta dos Hamptons.

Para o óleo de palmeira:

- Relação ômega-6 para ômega-3 = 10:1
- Ácidos graxos ômega-3 = 0%
- Ácidos graxos ômega-6 = 10%
- Ácidos graxos ômega-9 = 39%

- Gordura saturada = 51%
- Ponto de queima = 232° C

Para o óleo do cerne da palmeira:

- Relação ômega-6 para ômega-3 = 2:1
- Ácidos graxos ômega-3 = 0%
- Ácidos graxos ômega-6 = 2%
- Ácidos graxos ômega-9 = 14%
- Gordura saturada = 84%
- Ponto de queima = 232° C

Óleo de coco

Derivada da polpa do coco, essa é outra gordura que tem sido mal-entendida. Não é insalubre, exceto se hidrogenada. Ainda que por muitas razões não seja tão boa quanto o óleo de macadâmia, não é tão nociva quanto se leva a crer. Esse óleo é rico em gordura saturada e não contém quantidade apreciável de ácidos graxos não-saturados. É extremamente estável a altas temperaturas e tem baixo grau de oxidação. Entretanto, a maioria das pesquisas mostra que o óleo de coco aumenta o nível e a proporção de colesterol.

- Relação ômega-6 para ômega-3 = quantidade irrelevante de ômega-3
- Ácidos graxos ômega-3 = 0%
- Ácidos graxos ômega-6 = 1%
- Ácidos graxos ômega-9 = 8%
- Gordura saturada = 91%
- Ponto de queima = 232° C

Óleo de caroço de damasco

Tem um ponto de queima elevado, mas a proporção de ácidos graxos não faz bem à saúde.

- Relação ômega-6 para ômega-3 = 31:1
- Ácidos graxos ômega-3 = 0%
- Ácidos graxos ômega-6 = 31%
- Ácidos graxos ômega-9 = 63%
- Gordura saturada = 6%
- Ponto de queima = 257° C

Óleo de farelo de arroz

Esse óleo é extraído da película externa do arroz. Tem um ponto de queima elevado, porém nada mais em seu favor.

- Relação ômega-6 para ômega-3 = 27:1
- Ácidos graxos ômega-3 = 1%
- Ácidos graxos ômega-6 = 27%
- Ácidos graxos ômega-9 = 46%
- Gordura saturada = 26%
- Ponto de queima = 260° C

Óleo de abacate

Embora seja alto o conteúdo de gordura monoinsaturada do óleo de abacate, ainda não é tão alto quanto o do azeite de oliva ou do óleo de macadâmia. Ele também possui o ponto de queima mais elevado de todas as plantas oleaginosas e tem minha firme preferência como alternativa para uso na Dieta dos Hamptons.

- Relação ômega-6 para ômega-3 = 18:1
- Ácidos graxos ômega-3 = 0%
- Ácidos graxos ômega-6 = 18%
- Ácidos graxos ômega-9 = 65%
- Gordura saturada = 17%
- Ponto de queima = 271° C

Óleo de supercanola

Essa é uma invenção relativamente nova. Trata-se de um óleo de canola altamente refinado, extraído da semente de uma variedade de nabo que foi formulada para produzir um perfil ácido-graxo modificado. Assim, mesmo que aparentemente ela preencha meus critérios de salubridade, é preciso levar em consideração o processamento que levou o óleo a esse estado. Nesse produto altamente processado, não há para você nada que seja saudável. Em minha opinião, ele é tão venenoso quanto os outros óleos de canola.

- Relação ômega-6 para ômega-3 = 1,6:1
- Ácidos graxos ômega-3 = 6%
- Ácidos graxos ômega-6 = 10%
- Ácidos graxos ômega-9 = 75%
- Gordura saturada = 9%
- Ponto de queima = 271° C

Categoria 5: gordura sólida

Muitos tipos de gordura se enquadram nesta categoria e a maioria corresponde a alimentos tradicionais usados há séculos na culinária. Entretanto, algumas são produtos alimentícios artificiais manipulados. Só vou mencioná-los brevemente, pois eles não constituem um amplo segmento dos ingredientes com os quais cozinhamos. Muitos nunca utilizam esses produtos, que incluem manteiga, toucinho ou banha de porco, gordura de frango, sebo de boi e de vaca, gordura de pato e de ganso e — as mais insalubres de todas — a gordura vegetal hidrogenada e a margarina.

Tabela do ponto de queima

A tabela a seguir mostra o ponto de queima de óleos e alguns tipos de gordura. Por favor, não se esqueça de que o ponto de queima não é o único fator a ser considerado na decisão sobre que tipo de óleo é indicado para sua cozinha. A escolha correta — e a chave para a perda de peso e a saúde — é o óleo de macadâmia australiano. Como termo de comparação, examine o ponto de queima de cada óleo (o de macadâmia é o mais alto), o nível de gordura monoinsaturada (o óleo macadâmia é o mais alto) e a relação de ácidos graxos ômega-6 para ômega-3 (no óleo de macadâmia é 1:1). Cada óleo tem uma faixa de pontos de queima, dependendo das condições de cultivo da planta. A tabela a seguir só relaciona as médias.

Óleos ou gordura	Ponto de queima (em graus C)
Óleo de borragem	107
Óleo de germe de trigo	107
Óleo de groselha preta	107
Óleo de linhaça	107
Óleo de prímula	107
Óleo de peixe (misto)	112
Óleo de gergelim	121
Óleo de semente de abóbora	121
Óleo de semente de cânhamo	121
Óleo de amendoim	135
Óleo de açafroa	148
Óleo de girassol	148
Óleo de soja	148

Óleos ou gordura	Ponto de queima (em graus C)
Óleo de oliva	148
Óleo de milho	160
Óleo de nozes	160
Óleo de açafroa de alto teor oléico	162
Óleo de girassol de alto teor oléico	162
Óleo de pistache	162
Manteiga	176
Óleo de açafroa refinado	176
Óleo de canola	176
Óleo de gergelim refinado	176
Óleo de soja semi-refinado	176
Toucinho	185
Gordura de frango	190
Gordura de pato/ganso	190
Óleo de girassol de alto teor oléico semi-refinado	190
Óleo de milho refinado	190
Óleo de amendoim refinado	204
Óleo de canola refinado	204
Óleo de girassol semi-refinado	204
Óleo de macadâmia	204
Óleo de nozes semi-refinado	204
Óleo de semente de algodão	204
Óleo de semente de chá/camélia	204
Óleo de semente de uva	204
Óleo de soja refinado	204
Sebo de boi	204
Óleo de avelãs	218
Óleo de amêndoas	221

Óleos ou gordura	Ponto de queima (em graus C)
Azeite de dendê	232
Óleo de açafroa de alto teor oléico refinado	232
Óleo de amendoim ultra-refinado	232
Óleo de coco	232
Óleo de girassol de alto teor oléico refinado	232
Óleo de soja ultra-refinado	232
Óleo de semente de damasco	257
Óleo de farelo de arroz	260
Óleo de abacate	271
Óleo de supercanola	271

Para entender a gordura

Como dá para perceber, o estudo sobre óleos e gordura não se torna mais fácil à medida que aprendemos mais sobre o tema. Entretanto, constitui conhecimento vital para entrarmos na era mais avançada das dietas — a era Hamptons.

Gordura monoinsaturada

Discuti amplamente a importância dessa gordura em sua dieta. A essência da Dieta dos Hamptons é que você se torne rico em monoinsaturados. Essa gordura não fica rançosa facilmente ao ser usada para cozinhar e constitui o principal componente do óleo de macadâmia. Outros óleos que apresentam quantidade significativamente menor de ácido oléico são os de oliva, amêndoa, amendoim, castanha-de-caju e abacate. O ácido oléico é um importante ácido graxo, por ser um ácido neutro do carbono

18 ou um ácido ômega-9. Portanto, seu corpo não é danificado com a ingestão deste tipo de óleo.

Gordura poliinsaturada

Essa gordura tem duas ou mais ligações duplas. Em função dessas duplas ligações, todos os óleos poliinsaturados ficam líquidos na temperatura ambiente e assim permanecem mesmo no refrigerador. As duplas ligações extras tornam esses óleos quimicamente instáveis e mais sujeitos a ataques dos radicais livres. Ficam rançosos facilmente e não deveriam jamais ser aquecidos ou usados para cozinhar.

Durante anos os ácidos graxos poliinsaturados foram os queridinhos da classe médica, que se apoiava no conceito antiquado de que eles, por serem pobres em gordura saturada, seriam forçosamente benéficos aos indivíduos. Pesquisas recentes mostram que os vários óleos poliinsaturados podem exercer efeitos drasticamente diferentes sobre a saúde, dependendo da relação de ácidos graxos ômega-6 para ômega-3.

Como você pôde constatar, os óleos que contêm alta percentagem de ácidos graxos poliinsaturados incluem os óleos de milho, açafroa, girassol, amendoim, semente de algodão, semente de uva, soja (os óleos mais comuns do mercado atual), peixe, nozes e linhaça. Os óleos de castanha-do-pará, pistache, semente de abóbora e semente de gergelim são ricos em gordura poliinsaturada ômega-6. Os óleos de linhaça e peixe são os menos saturados de todos e, para nossos propósitos, estão excluídos das discussões sobre gordura poliinsaturada prejudicial à saúde. O óleo de peixe é predominantemente composto de gordura ômega-3 e o óleo de linhaça é a fonte mais rica de ácido alfa-linoléico (ALA), outro ácido graxo ômega-3.

A tabela a seguir relaciona os óleos mais comumente usados e em que categoria eles se enquadram. Agora você fica sabendo de quais deles deve se livrar imediatamente.

Óleos ômega-3	Óleos ômega-6
Óleos de peixe	Óleo de milho
EPA	Óleo de açafroa
DHA	GLA*
Óleo de linhaça	Óleo de semente de uva
Óleo de nozes	Óleo de amendoim
	Óleo de semente de algodão
	Óleo de borragem*
	Óleo de gergelim
	Óleo de prímula*

*Saudáveis, apesar de serem ômega-6.

Dicas simples para ajudar você a entender:

- Consuma alimentos ricos em monoinsaturados, como o óleo de macadâmia australiano para cozinhar e o óleo de macadâmia ou o azeite de oliva engarrafado na origem para os pratos frios.
- Aumente o consumo de peixes gordurosos, semente de linhaça e verduras.
- Tome um bom suplemento de ácido graxo ômega-3.
- Evite gordura hidrogenada.
- Evite usar óleos de alto teor de ômega-6: óleos de milho, de açafroa, de girassol, de soja ou de semente de algodão.
- Evite a gordura trans reduzindo o consumo de alimentos processados, frituras e fast-food.
- Ômega-3 = bom; antiinflamatório.
- Ômega-6 = mau; pró-inflamatório.
- Mantenha em 1:1 a relação de ácidos graxos ômega-6 para ômega-3.

Para ajudar você a manter a perspectiva, aqui vai outro guia de referência rápida sobre quem é quem em matéria de óleos e gordura.

Gordura e óleos saturados	Óleos monoinsaturados	Óleos poliinsaturados
Manteiga	Óleo de macadâmia	Óleo de milho
Óleo de coco	Azeite de oliva	Óleo de amendoim
Óleo de palmeira	Óleo de girassol de alto teor oléico	Óleo de girassol
Óleo do cerne da palmeira	Óleo de açafroa de alto teor oléico	Óleo de açafroa
Gordura animal	Óleo de abacate	Óleo de semente de algodão
Manteiga de cacau	Óleo de canola	Óleo de nozes
Manteiga de leite de búfala		Óleo de gergelim
Margarina		Óleo de semente de abóbora
		Óleo de semente de uva
		Óleo de soja
		Óleo de prímula
		Óleo de borragem
		Óleos de peixe

Betty, uma cliente de 52 anos, pediu para ser incluída nas histórias de sucesso dos pacientes porque ao começar este programa nunca imaginou como seria fácil perder peso e reduzir os sintomas da menopausa. Desde os 45 anos vinha tentado perder os mesmos 13,5kg e tinha fracassado em cada nova dieta. Aos 50, quando entrou na menopausa, começou a passar por sérios episódios de calores, perda de memória e alterações de humor. E, naturalmente, não conseguia perder peso, embora tivesse experimentado de tudo, de passar fome até fazer a Dieta Atkins. Entretanto, nas duas primeiras semanas da Dieta dos Hamptons perdeu mais de 3kg e, depois do primeiro mês, seus episódios de fogacho diminuíram para um ou nenhum por dia.

"Sei que é porque agora eu estou rica em monoinsaturados!", declarou. Depois de jogar fora todos os alimentos em pacotes e caixas, nos quais estava viciada, começou a usar exclusivamente o óleo de macadâmia australiano em sua cozinha. Em breve começou a se sentir muito melhor e o peso extra simplesmente se evaporou.

Para dar partida no jogo e se beneficiar plenamente da Dieta dos Hamptons, faça como Betty e siga essas diretrizes:

1. A gordura monoinsaturada é a melhor.

2. Não consuma nenhum ácido graxo trans, se puder.
   - Evite alimentos processados.
   - Evite qualquer ingrediente que contenha óleos "parcialmente hidrogenados" (não importa o tipo de óleo, e sim o nível de hidrogenação).
   - Evite margarinas, gordura vegetal hidrogenada, óleo de canola e fast-food.

3. Alguns tipos de gordura saturada são bons.
   - Prefira as carnes magras às gordas.
   - Triglicerídeos bons de cadeia média são encontrados nessa gordura, portanto, não há que evitá-las por completo.

4. Aumente o consumo de ácidos graxos ômega-3.
   - Aumente o consumo de peixes.
   - Aumente o consumo de sementes de linhaça, nozes, amêndoas, nozes de macadâmia e verduras.

5. Reduza o consumo de ácidos graxos ômega-6.
   - Evite óleos com alto teor de ácidos graxos ômega-6, como os de semente de uva, milho, açafroa, girassol, soja e de semente de algodão.
   - Reduza o consumo de alimentos processados.

6. Procure manter o equilíbrio de 1:1 dos ácidos graxos ômega-6 para os ômega-3.
   - Se fizer tudo o que se recomenda aqui e seguir a Dieta dos Hamptons, você alcançará o que é quase o ideal em termos de programação nutricional.

7. Ao escolher seu óleo, selecione um tipo com ponto de queima elevado, baixo nível de gordura poliinsaturada ômega-6 ou a relação ideal de 1:1 entre ácidos graxos ômega-6 e ômega-3, além do mais alto nível de ácido oléico monoinsaturado ômega-9.

Capítulo 6

Cardápios planejados da Dieta dos Hamptons

Joan veio a meu consultório porque tinha entrado na menopausa, estava com cerca de 13kg de sobrepeso e nos três últimos anos desenvolvera diabetes. Era uma celebridade hollywoodiana, com casa nos Hamptons e famosa por seu comportamento agressivo. Na juventude havia sido muito festeira — uma herdeira que tinha fundado a própria empresa, agora avaliada em milhões. Todos gostavam de tê-la em suas festas, pois onde estivesse Joan sempre atraía a mídia, mas muita gente teria preferido que ela se mudasse da região. Era uma vizinha insolente. Joan não tinha certeza de querer se consultar comigo porque as dietas de baixo carboidrato experimentadas no passado nunca funcionaram com ela. Uma amiga convenceu-a de que eu seria capaz de ajudá-la. A amiga de Joan sabia que eu tinha como arma secreta o óleo de macadâmia australiano, à minha disposição, e que mantinha o segredo entre mim e meus pacientes, antes de publicar este livro.

Joan sempre conseguia perder alguns quilos com outras abordagens à dieta de baixo carboidrato e sua contagem de glicose no sangue melhorava um pouco, mas nunca no nível desejado. Iniciei-a em minha própria dieta rica de monoinsaturados e pobre de carboidrato. Em três meses ela perdeu cerca de 11kg, em uma média de quase 1kg por semana. Para uma mulher na menopausa é uma quantidade bastante significativa — e era mais do que ela jamais tinha perdido com qualquer outro plano dietético de baixo carboidrato.

Além disso, sua contagem de glicose no sangue, diária e no longo prazo, melhorou drasticamente. Joan conseguiu reduzir à metade o uso de medicamentos. No final de seis meses tinha parado de tomar remédios para diabetes, normalizara a contagem de glicose, perdera 20kg e, é desnecessário dizer, estava maravilhada. Até mesmo os calores sintomáticos da menopausa tinham melhorado. Ela conseguiu tudo isso com a simples adoção do programa da Dieta dos Hamptons que descrevo neste livro e com a "troca de óleo". Gostou tanto do cardápio original da dieta que nem mesmo criou suas próprias variações.

Expectativas

Como afirmei em meu livro dietético anterior, as expectativas que criamos quanto à perda de peso sempre afetam nossos resultados. Se não perdemos tanto quanto desejamos ou esperamos perder, isso nos dá uma desculpa para sair da dieta. Não obstante, incluo a seguir projeções de perda de peso, pois o público simplesmente deseja saber.

A média de perda de peso para as pessoas que aderem à Dieta dos Hamptons é de 1,35 a 1,8kg por semana entre os homens e de 0,9 a 1,8kg por semana entre as mulheres. Se você estiver extremamente obeso, poderá esperar perder peso mais depressa que isso. Caso só tenha alguns quilinhos extras, então pode contar com uma perda de peso mais lenta. Estas são apenas médias de pessoas que fizeram a dieta. Tenho visto muitos clientes perderem peso bem mais rápido que isso e também alguns que perderam peso mais devagar. O importante é aderir ao programa e segui-lo o mais fielmente possível. Mesmo que você tenha muito peso a perder, 450g semanais equivalem a 25kg no ano — algo para se orgulhar muito.

Mecanismo de perda de peso: facílimo

Nas páginas seguintes, estabeleço um programa que é adequado a três grupos distintos de pessoas. Sugiro um cardápio, acompanhado das receitas de cada prato. O cardápio básico é o mesmo para os três grupos. A alguns grupos está permitida maior quantidade de comida, ou seja, mais carboidrato — detalhe que estará claramente demarcado no menu. Para as pessoas que desejem outros artigos que não constam no menu, forneço uma lista de gêneros alimentícios que podem servir de substitutos no caso de cada grupo. Isso quer dizer que qualquer alimento A pode ser substituído por qualquer outro alimento A na mesma categoria. Os alimentos são subdivididos em classes, tais como proteína e carboidrato, que lhe permitem fazer a substituição correta. Não quero que você passe fome. Você vai ter alimento suficiente para comer e não deve deixar de fazer nenhuma refeição. “Pular” uma refeição pode deixá-lo mais faminto para a próxima, levando-o a comer mais do que deveria; ou, então, a fome pode tentá-lo a tomar as decisões erradas sobre o alimento a ingerir.

Se você levar mais de 30 dias para perder peso ou se ainda precisar de mais sugestões, basta usar as tabelas de gêneros alimentícios para substituir os itens originais do cardápio por outros pratos deliciosos. O nível de gordura monoinsaturada de cada grupo é análogo ao que você precisa para obter benefícios duradouros em sua saúde.

Quanto eu realmente preciso perder?

A vantagem do programa da Dieta dos Hamptons é que eu fiz todo o trabalho para você. Agora pode ser realmente fácil perder peso e gozar de boa saúde. Já não é mais preciso optar por uma das duas coisas. Para avaliar a quantidade de peso que necessita perder, consulte uma tabela de índice de massa corpórea (IMC), que você pode conseguir na Internet ou no consultório médico. O índice leva em conta os benefícios da perda de peso para a saúde e é muito mais realista que as antigas tabelas de altura/peso que eu odiava quando estava com sobrepeso. Homens e mulheres extremamente musculosos terão IMC muito mais alto e ainda assim estarão saudáveis. O IMC padrão é calculado para uma pessoa de estatura média. Você também pode descobri-lo com a ajuda de uma calculadora e a fórmula a seguir:

> IMC = peso em quilos dividido pelo quadrado da altura (altura x altura) em metros
> O número obtido é seu índice de massa corpórea ou IMC.

O número a que você aspira em matéria de IMC fica entre 20 e 25 — o mais alto para os homens e o mais baixo para as mulheres, naturalmente.

Se desejar descobrir o número exato, não me oponho, porém não costumo fazê-lo com os pacientes, pois considero muito mais importante que você adquira hábitos alimentares saudáveis que o acompanharão para o resto da vida, em vez de apenas alcançar seu objetivo em matéria de peso e voltar aos hábitos alimentares nocivos que o motivaram a comprar este livro, para começo de conversa. Uma regra simples que aplico é descobrir quais foram os pesos mais baixos e mais altos de meus pacientes e quando eles ocorreram. Se seu peso mais baixo foi nos tempos da faculdade ou depois de um período muito estressante, então não é realista esperar alcançar de novo tal nível. Quanto mais velho você for, mais altas devem ser suas metas de peso. Se seu peso mais baixo ocorreu há alguns anos e seu ganho de peso se deve estritamente a maus hábitos alimentares, então você pode esperar alcançar aquele número. Fora isso, eu geralmente acrescento cerca de 2kg ao peso mais baixo já atingido por uma mulher e 3,5 a 4,5kg se ela já passou da menopausa. Para o homem, acrescento 4,5kg ao peso mais baixo atingido se ele tiver mais que 50 anos. Se tiver menos que isso, acrescento 2,5kg. E estas são minhas metas de peso. Isso só se aplica à pessoa que tenha sido magra em algum momento da vida. As metas de peso de cada indivíduo são diferentes e, por essa razão, não gosto de enfatizar tal aspecto. Minha regra básica é só essa e não se aplica a todo mundo — o cálculo anterior é a medida oficial. Se você nunca foi magro, então uma boa meta para começar é o cálculo do IMC acrescido de alguns quilinhos de folga. Isso também facilita o lado psicológico — uma parte muito importante da equação dietética que eu não abordo neste livro, porém o faço em *Thin for Good.*

Por onde eu começo?

Na Dieta dos Hamptons é muito fácil perceber por onde começar. Este é provavelmente o único caso do mundo em que todos desejam pular a "lista A". Se você:

- Tiver mais de 4,5kg a perder, comece pela dieta A.
- Tiver menos de 4,5kg a perder ou estiver entre 4,5 e 9kg de distância de sua meta de peso, comece pela dieta B.
- Tiver passado pelas programações da Dieta dos Hamptons e já tiver seguido a dieta A, a dieta B ou ambas ou se só quiser se manter saudável e bastante magro, comece pela dieta C.

Dieta A

Não se trata de avaliar seu prestígio social, mas definir o ponto de onde a maioria das pessoas começará o programa dietético. As sugestões da dieta A são para aqueles de vocês que necessitam perder mais de 4,5kg. Você pode incluir todos os gêneros alimentícios relacionados nas sugestões A e deve manter sua contagem de carboidrato abaixo dos 30g diários. Siga essas diretrizes durante tantas semanas quanto necessário para se aproximar de sua meta de peso. O conceito de proximidade da meta de peso varia de acordo com a pessoa, mas eu o defino como entre 4,5 e 9kg de distância da meta visada: menos para quem tiver menos a perder e mais para quem tiver mais a perder. Tão logo você se aproxime de sua meta de peso, avance para a dieta B.

Dieta B: A fase de transição

As sugestões da dieta B se destinam às pessoas que precisam perder menos de 5kg ou as que estão se aproximando de sua meta de peso. Para quem começou em A, B é o programa dietético do estágio transicional. A maioria das pessoas deste grupo precisará manter sua contagem diária de carboidrato entre 40 e 60g — menos ainda para as mulheres. Depois de alcançar sua meta de peso, bastará começar a seguir as sugestões de cardápio para a dieta C. Ou seja, consuma os alimentos sugeridos em A, e, além disso, se quiser acrescente à dieta os pratos sugeridos em B. Você não precisa consumir todo o cardápio sugerido para aquele dia, mas pode fazê-lo.

Dieta C: Fase de manutenção e saúde

As sugestões de C destinam-se às pessoas que não precisam perder peso, mas querem fazer a Dieta dos Hamptons simplesmente por seus benefícios para a saúde ou porque todo mundo que elas conhecem está fazendo. Não importa qual seja sua razão, essa fase também pode ser considerada a parte de manutenção do programa para pessoas que começaram a Dieta dos Hamptons em A ou B. Para seguir esse regime, basta consumir os alimentos de A e acrescentar os pratos relacionados em B ou C e, em alguns casos, em ambos. Isso lhe dará uma idéia clara da contagem de carboidrato necessária a uma vida saudável. A contagem diária de carboidrato é aproximadamente de 55 a 65g para mulheres e 65 a 85g para homens.

Adaptações na contagem de carboidrato

Sua ingestão efetiva de carboidrato precisará ser ajustada de acordo com seu estilo de vida e metabolismo. Não posso dizer exatamente a quantidade de carboidrato que você poderá ingerir todos os dias para manter o peso. Algumas pessoas talvez consigam comer um pouco mais que o sugerido e outras terão que comer um pouco menos que isso. Você precisará fazer ajustes em casa, sem minha orientação. Porém, posso aconselhá-lo sobre o consumo saudável de carboidrato, e é nesse ponto que entram em jogo as Pirâmides Dietéticas da Dieta dos Hamptons. Elas lhe darão a informação necessária para levar uma vida saudável, rica em monoinsaturados e ao mesmo tempo manter a fantástica perda de peso pela qual trabalhou tanto.

Quando você atingir a fase de manutenção e começar a incorporar à dieta mais alimentos e mais carboidrato, se notar uma lenta subida de peso, poderá tomar duas atitudes. A primeira é aumentar a quantidade de exercício físico. A segunda é cortar o carboidrato até o ponto em que você não estava ganhando peso. Então, aumente mais devagar a ingestão de carboidrato e tente outra vez. Você pode também consumir mais carboidrato apenas em alguns dias da semana. Há dezenas de maneiras de aumentar seu nível de carboidrato. Você só precisa encontrar o equilíbrio adequado a seu organismo. Mas, por favor, siga uma regra fundamental:

não retome seus antigos hábitos alimentares. Eles não funcionaram para você outrora e, portanto, não funcionarão agora. Introduza mudanças permanentes, saudáveis e ricas em monoinsaturados. Viva o estilo dos Hamptons, mesmo que você não viva naquela praia.

O conteúdo ideal de gordura monoinsaturada da dieta será alcançado integralmente se você se limitar a usar o óleo de macadâmia para todas as suas necessidades culinárias, independentemente da fase de dieta em que se encontre. O segredo da Dieta dos Hamptons é garantir não só que você coma menos carboidrato, mas que consuma carboidrato saudável e gordura, principalmente monoinsaturada. O consumo de gordura boa e saudável e a redução do consumo de açúcar e de carboidrato simples são medidas que diminuem significativamente o risco de diversos tipos de doença e, de quebra, lhe dão muita energia. Quando você alcançar a dieta C sua saúde terá melhorado e você poderá avaliar a ingestão de carboidrato adequada à manutenção do seu peso.

Outro segredo da Dieta dos Hamptons: ela tira partido do pouco conhecido efeito térmico dos alimentos — ETA. Aproximadamente 10% do consumo de calorias de seu corpo está relacionado ao ETA. Os gêneros alimentícios minimamente processados, os legumes crus ou ligeiramente cozidos e os grãos integrais e frutas ricas em fibras adotados por este plano alimentar representam para o corpo um esforço digestivo maior, acelerando potencialmente seu metabolismo e aumentando a queima de calorias enquanto seu corpo processa o que ingeriu.

Cardápios planejados

Os números listados depois de cada item do menu são aproximadamente o peso em gramas do carboidrato que ele contém. Para saber o total ingerido em cada refeição basta somar o valor de carboidrato de cada item que comer. Isso também lhe ajudará a determinar em gramas de carboidrato seu nível de manutenção.

Dia 1

DESJEJUM

Omelete de queijo de cabra e rúcula, 4

B: 125g de ricota, 8

C: 1/2 pãozinho de trigo integral, 14

ALMOÇO

Rolinhos de rosbife e provolone, 2

Salada verde com molho à escolha, 4

B/C: 1 tangerina pequena, 9

JANTAR

Filé de atum à moda creole, 1

Salada de abobrinha Gardiner, 6

1/2 xícara de framboesa com crème fraîche,* 6

C: Miscelânea de legumes à Noyack, 8

LANCHE

Tirinhas de pimentões verde e vermelho com molho a escolher, 3

Total de carboidrato por dia para A = 23 a 26

Total de carboidrato por dia para B = 40 a 43

Total de carboidrato por dia para C = 62 a 65

*Mistura cremosa de partes iguais de creme azedo e creme de leite fresco. (*N. do E.*)

Dia 2

DESJEJUM

Ovos benedict com molho holandês ao chipotle, 5
C: Servidos em 1 fatia de torrada de pão integral, 12

ALMOÇO

Cheesecake Acabonac, 6
Porção pequena de salada verde com molho a escolher, 4
B/C: 1/2 laranja, 8

JANTAR

Salada Caesar, 4
Lagosta à Mill Creek, 2
Couve tronchuda à Rose Hill, 4
B/C: 1 pêssego pequeno, 9
C: 1/2 xícara de curry de arroz integral ao vapor, 18

LANCHE

30g de nozes de macadâmia, 4

Total de carboidrato por dia para A = 27 a 29
Total de carboidrato por dia para B = 44 a 46
Total de carboidrato por dia para C = 74 a 76

Dia 3

DESJEJUM

Bolinhos de ricota e macadâmia, 4

ALMOÇO

Salada de ovos com maconese,* 0

B: Servida com 2 bolachas integrais suecas, 6

C: Servida com 2 fatias de pão de centeio integral, 24

JANTAR

Filé grelhado com chipotle e bacon à Hayground, 2

Espinafre à etrusca, 4

B/C: 1 damasco pequeno, 6

C: $1/2$ batata-doce pequena assada com manteiga ou regada com óleo de macadâmia, 10

LANCHE

Palitinhos de aipo com molho a escolher, 2

Total de carboidrato por dia para A = 10 a 12

Total de carboidrato por dia para B = 22 a 24

Total de carboidrato por dia para C = 56 a 58

Dia 4

DESJEJUM

Salada Feira-livre, 6

ALMOÇO

Hambúrguer recheado à Halsey, 1

Porção pequena de salada de verduras sortidas com molho a escolher, 2

B/C: $1/2$ xícara de melão rosado, 7

---

*Maionese caseira preparada com óleo de macadâmia. (*N. do E.*)

JANTAR

Costeleta grelhada com bico-de-galo, 3
Aspargos Three Mile, 4
B: 1/2 porção de Macadamiaotash, 10
C: 1 porção de Macadamiaotash, 20
Cheesecake de framboesa, 2

LANCHE

Rabanetes com 60g de queijo cremoso, 4

Total de carboidrato por dia para A = 18 a 22
Total de carboidrato por dia para B = 33 a 37
Total de carboidrato por dia para C = 43 a 47

Dia 5

DESJEJUM

Salmão defumado com queijo cremoso, 2
B: Servido em 1 bolacha integral sueca, 3
C: Servido em 1 fatia de torrada de pão integral, 12

ALMOÇO

Guacamole ao Baixo East Side, 5
B/C: 1 ameixa pequena, 7

JANTAR

Cogumelos recheados à moda colonial, 4
Abobrinha grelhada, 1
Salada de rúcula e raspas de parmesão com seu molho preferido, 4
B: 1/2 pêssego, 8
C: Cheesecake Georgica com framboesas frescas, 8

LANCHE

60g de queijo a escolher, 2

Total de carboidrato por dia para A = 16 a 18

Total de carboidrato por dia para B = 34 a 36

Total de carboidrato por dia para C = 54 a 56

Dia 6

DESJEJUM

Ovos mexidos com legumes *sauté*, 4

ALMOÇO

Rolinhos de peru e queijo suíço, 4

Porção pequena de salada verde mista com molho a escolher, 4

C: Rolinhos de peru e queijo suíço, em 2 fatias de pão integral de centeio com mostarda, 18

JANTAR

Sável grelhado com aipo, rabanete e funcho, 2

Salada de verduras picadas, 4

B/C: Polenta ao forno com cogumelo Porto Belo, 14

C: 1/2 xícara de melão rosado, 7

LANCHE

Aipo com 60g de manteiga de nozes sem açúcar, 4

Total de carboidrato por dia para A = 18 a 22

Total de carboidrato por dia para B = 32 a 36

Total de carboidrato por dia para C = 57 a 61

Dia 7

DESJEJUM

Bolinhos de amêndoas Decadent Desserts, 7

Esses bolinhos são feitos de uma mistura específica preparada especialmente para pessoas em dieta de redução de glicose. Pode ser obtida no endereço eletrônico www.thesweetlifesweets.com. Basta seguir as instruções do rótulo da embalagem.

ALMOÇO

Salada de atum com maconese, 1

B: Servida em 1 bolacha integral sueca, 3

C: 1 sanduíche de pão integral de salada de atum com maconese, 24

JANTAR

Caldeirada de vermelho Playhouse, 6

Salada de endívia e roquefort, 4

Aspargos com amêndoas, 4

C: Servidos com 1/2 xícara de quinoa, 20

B/C: 1/2 xícara de amoras com creme chantili, 6

LANCHE

B/C: 30g de amêndoas, 4

Total de carboidrato por dia para A = 22 a 26

Total de carboidrato por dia para B = 31 a 35

Total de carboidrato por dia para C = 75 a 79

Dia 8

DESJEJUM

Quiche Conscience Point, 6

1 fatia de torrada de pão alemão integral com gelatina sem açúcar, 14

ALMOÇO

Sanduba do Sudoeste, 2

B: 1/2 xícara de melão rosado, 6

C: Sanduba do Sudoeste enrolado em tortilha de farinha integral, 12

JANTAR

Hambúrguer de cordeiro Mecox, 3

Salada grega, 4

Espinafre à mohawk, 4

Flã de ricota, 2

LANCHE

60g de lingüiça calabresa natural apimentada, 0

Total de carboidrato por dia para A = 21

Total de carboidrato por dia para B = 27

Total de carboidrato por dia para C = 53

Dia 9

DESJEJUM

Panquecas de soja e macadâmia, 6

B/C: Panquecas de soja e macadâmia com cobertura de morangos frescos, 2

ALMOÇO

Lombinho de porco com pecã e bacon, 1
Porção pequena de salada verde com molho a escolher, 2
B/C: 1/2 xícara de chucrute, 5

JANTAR

Vieiras com bacon Flying Point, 1
Pimentões recheados à moda de minha mãe, 6
B/C: 1/2 xícara de arroz integral cozido ao vapor com cravo da Índia, 18
Cheesecake de banana, 2

LANCHE

1 ovo cozido, 1

Total de carboidrato por dia para A = 22 a 23
Total de carboidrato por dia para B e C = 47 a 48

Dia 10

DESJEJUM

Atum com queijo derretido Tex Mex, 2
B: Servido em 1 bolacha sueca integral, 3
C: Servido com bolinho de farinha integral, 12

ALMOÇO

Salada de frango à moda Chihuahua, 6
Porção pequena de salada de rúcula, molho a escolher, 2
B/C: 1/2 maçã, 12

JANTAR

Cheeseburguer recheado Flying Point, 4
Berinjelas ao forno com parmesão, 6
Salada australiana, 4
Batata-doce assada com queijo cheddar e bacon, 17
B/C: 2 biscoitinhos de coco e amêndoas, 10

LANCHE

Palitos de abobrinha com molho a escolher, 2

Total de carboidrato por dia para A = 24 a 26
Total de carboidrato por dia para B = 49 a 51
Total de carboidrato por dia para C = 75 a 77

Dia 11

DESJEJUM

Ovos mexidos com lingüiça e cebolinha, 2
Picadinho de viandada, 5

ALMOÇO

Salada de camarão Long Beach, 4
B (1 fatia)/C (2 fatias): Torrada de espelta integral com molho salsa ou bico-de-galo, 12/24
C: 1/3 de xícara de uvas, 5

JANTAR

Gunelo picante com tabasco e raiz-forte, 1
A/B: Salada de churrascaria, 2
C: Salada de frango e arroz integral, 18
B/C: Brownie de chocolate com amêndoas Decadent Desserts, 7

Novamente, a mistura para o preparo desta receita pode ser encontrada no endereço eletrônico www.thesweetlifesweets.com.

LANCHE

60g de nozes, 4

Total de carboidrato por dia para A = 14 a 18

Total de carboidrato por dia para B = 33 a 37

Total de carboidrato por dia para C = 66 a 70

Dia 12

DESJEJUM

Omelete de bacon e queijo cheddar, 2

B: 1 bolacha sueca integral, 3

C: 1 fatia de pão integral de espelta, 12

ALMOÇO

Cheeseburguer de queijo de cabra e champignon, 3

B/C: Salada quente de repolho, 8

B/C: 1/2 xícara de melancia, 5

JANTAR

Bagre de água doce com legumes e manjericão, 6

Salada Caesar, 4

C: 1/2 xícara de amaranto com manjericão em flocos, 22

Picolé de amora, 6

LANCHE

30g de sementes de girassol, 4

Total de carboidrato por dia para A = 23 a 25
Total de carboidrato por dia para B = 40 a 42
Total de carboidrato por dia para C = 70 a 72

Dia 13

DESJEJUM

Quiche florentino, 6
B/C: 1 damasco pequeno, 5

ALMOÇO

Cachorro-quente North of the Highway, 2
Salada de couve-flor, 3
C: Lingüiça bovina frita em pãozinho francês quente de trigo integral, 12

JANTAR

Filé-mignon com maconese provençal, 0
Vagem à Smothered Belle, 5
C: 1/2 batata-doce em purê com cebolinha e alho, 14
B/C: Sorbet de frutas silvestres mistas, 6

LANCHE

60g de peru fatiado, 0

Total de carboidrato por dia para A = 16
Total de carboidrato por dia para B = 27
Total de carboidrato por dia para C = 53

Dia 14

DESJEJUM

Ovos ao forno Laredo, 4
C: Servido em 1 fatia de pão integral de centeio com bico-de-galo, 13

ALMOÇO

Sopa oriental de frango, 3
Salada pequena de alface romana, molho a escolher, 4
B/C: 1 pêssego pequeno, 9

JANTAR

Halibute de fim de semana, 0
Espinafre ao limão, 4
B/C: Quinoa Amontillada, 25
C: 125g de ricota com cravo e stevia* a gosto, 4

LANCHE

2 fatias de atum em conserva 100% natural, 0

Total de carboidrato por dia para A = 15
Total de carboidrato por dia para B = 49
Total de carboidrato por dia para C = 66

Dia 15

DESJEJUM

Porco desfiado à moda do Cabo, 4
C: Servido em tortilhas quentes de farinha de milho integral, 12

*Adoçante natural não calórico. (*N. do E.*)

ALMOÇO

Rolinhos de rosbife com creme de mostarda e raiz-forte à Brent, 7
C: Rolinhos de rosbife servidos abertos em 1 fatia de pão integral, 12
B: 1 damasco pequeno, 6

JANTAR

Frango frito picante à coreana, 0
Salada de couve chinesa, 2
B/C: Batata-doce gratinada, 18
1 pêssego pequeno, 7

LANCHE

60g de salame 100% natural em fatias, 0

Total de carboidrato por dia para A = 20
Total de carboidrato por dia para B = 44
Total de carboidrato por dia para C = 62

Dia 16

DESJEJUM

Ovos de forno aos dois queijos, 4
B/C: 1 ameixa pequena, 8

ALMOÇO

Churrasquinho de frango à moda de Quogue, 6
C: Servido com 1/2 xícara de arroz integral no vapor com cebolinha, 16
B: Com salada pequena de rabanete e funcho, 4

JANTAR

Bife grelhado à toscana, 2
Couve-flor napolitana, 6
B/C: Salada pequena de rabanete e funcho com molho de queijo gorgonzola, 4
C: Pilafe de cereais integrais, 15

LANCHE

30g de nozes de macadâmia, moídas com 60g de queijo cremoso, 6

Total de carboidrato por dia para A = 20 a 24
Total de carboidrato por dia para B = 38 a 42
Total de carboidrato por dia para C = 69 a 73

Dia 17

DESJEJUM

Ovos mexidos à Meier's Path, 2
B/C: Batata-doce frita caseira, 12

ALMOÇO

Salada de carne assada, 3
C: 1 tangerina pequena, 9

JANTAR

Peixe-espada à Woodsfield, 0
Vagem à Hamptons Bay, 4
B/C: Croquetes de milho moído na pedra; 1 para B, 14 / 2 para C, 28
$1/2$ xícara de melancia, 5

LANCHE

30g de nozes, 4

Total de carboidrato por dia para A = 14 a 18
Total de carboidrato por dia para B = 40 a 44
Total de carboidrato por dia para C = 63 a 67

Dia 18

DESJEJUM

Bolinhos de ricota e pinoles, 4
C: 1/3 de xícara de abacaxi, 6

ALMOÇO

Terrina de brócolis Sayre's Path, 7
Salada verde pequena, molho a escolher, 2
B/C: 1/2 laranja, 8

JANTAR

Carne assada picante, 0
Brócolis ao gergelim, 3
B/C: Pilafe chique de milho à moda do Sul, 15
1/2 xícara de queijo cottage com calda de framboesas frescas, 6

LANCHE

Fatias de pimentão verde e vermelho com 60g de manteiga de amêndoas sem açúcar, 4

Total de carboidrato por dia para A = 22 a 26
Total de carboidrato por dia para B = 37 a 41
Total de carboidrato por dia para C = 51 a 55

Dia 19

DESJEJUM

Fritada de queijo minas e pimentão, 4
B/C: 1 nectarina pequena, 12

ALMOÇO

Peru com alface e bacon, 2
B: Peru com alface e bacon servido em 1 fatia de torrada integral, 14
C: Salada de tomate e pepino, 6

JANTAR

Almôndegas à moda de meu pai, 2
Abobrinha recheada ao estilo Sedona, 4
C: Salada mediterrânea de cuscuz, 25
A/B: Salada com pinoles tostados, queijo pecorino e molho cremoso italiano quente, 4
B/C: 1/2 xícara de amoras com creme batido, 6

LANCHE

60g de queijo St. Andre em 1 bolacha sueca, 6

Total de carboidrato por dia para A = 16 a 21
Total de carboidrato por dia para B = 40 a 45
Total de carboidrato por dia para C = 69 a 74

Dia 20

DESJEJUM

Aspargos com mussarela de búfala, 4
B/C: Vitamina de morango, 6

ALMOÇO

Caldeirada de camarão e alcachofra, 8
Salada de verduras sortidas, molho a escolher, 2

JANTAR

Camarão milanês, 1
Salada Dressy Spring, 5
B/C: Salada de lentilhas North Haven, 12
C: Couve-de-bruxelas com molho Amandine, 4
Torta de coco, 4

LANCHE

1 ovo cozido duro, 1

Total de carboidrato por dia para A = 24 a 25
Total de carboidrato por dia para B = 40 a 41
Total de carboidrato por dia para C = 44 a 45

Dia 21

DESJEJUM

Fritada de abobrinha e cogumelos, 3
B/C: 1 bolacha sueca, 3

ALMOÇO

Caçarola de presunto Hedges Lane, 7
B: 1/2 pomelo médio, 9

JANTAR

Peito de frango Pescatore, 1
Vinagrete de berinjelas West Hampton, 6

Salada de chicória com molho italiano, 4
C: 1/2 xícara de cachá cozido com manjericão fresco, 22
B: 1/2 batata-doce ao forno com manteiga e ervas finas, 14
C: 1/2 xícara de frutas vermelhas com creme fresco, 6

LANCHE

60g de ervilhas tortas chinesas, fritas e salgadas, 4

Total de carboidrato por dia para A = 21 a 25
Total de carboidrato por dia para B = 47 a 51
Total de carboidrato por dia para C = 62 a 66

Dia 22

DESJEJUM

2 ovos pochês sobre espinafre, 3
B: 1 bolacha sueca, 3
C: 1/2 bolinho de farinha integral, 14

ALMOÇO

Salada de frango com maconese, 0
C: 1 fatia de pão de centeio integral, 12
B/C: 1 pêssego pequeno, 9

JANTAR

Costeletas Kobe, 2
Legumes à tailandesa, 4
B/C: 1/2 xícara de arroz integral com especiarias chinesas, 17
Cheesecake de limão galego, 4

LANCHE

30g de nozes mistas, 4

Total de carboidrato por dia para A = 13 a 17
Total de carboidrato por dia para B = 42 a 46
Total de carboidrato por dia para C = 68 a 72

Dia 23

DESJEJUM

Panquecas de soja e pecãs, 6
B/C: Servidas com cobertura de amoras e creme batido, 6

ALMOÇO

Sopa fria de aspargos com crème fraîche, 6
B/C: $1/2$ xícara de melancia, 5

JANTAR

Pernil de porco White Sands, 1
Aspargos gelados à moda do Laos, 3
Salada verde comum com molho de queijo gorgonzola, 4
B/C: Legumes frescos ao forno, 8
C: $1/2$ xícara de arroz integral com ervas, 18

LANCHE

60g de rosbife fatiado, 0

Total de carboidrato por dia para A = 20
Total de carboidrato por dia para B = 39
Total de carboidrato por dia para C = 57

Dia 24

DESJEJUM

Omelete Hotel Califórnia com guacamole, 4
B/C: Batata-doce frita e cebolas, 15

ALMOÇO

Aba de filé grelhada com alecrim, 0
Salada de verão com ervas frescas, 2
B/C: 1 ameixa pequena, 8

JANTAR

Paleta de cordeiro Wain, 1
Vagem ao limão, 3
B/C: Tabule, 20
Cheesecake Georgica com cobertura de framboesas frescas, 8

LANCHE

2 palitos de queijo cheddar, 2

Total de carboidrato por dia para A = 18 a 20
Total de carboidrato por dia para B = 53 a 55
Total de carboidrato por dia para C = 61 a 63

Dia 25

DESJEJUM

Bolinhos de coco e amêndoas, 9

ALMOÇO

Aspargos à moda colonial, 5
B: 1/2 xícara de melancia, 5
C: 1 laranja, 14

JANTAR

Curry de carne, 0
Legumes marinados à sulista, 6
Salada quente de espinafre e pecãs, 4
B/C: 1/2 porção de batata-doce assada com queijo e bacon, 16
Sorbet de frutas silvestres mistas, 6

LANCHE

Fatias de pepino e abobrinha com 60g de queijo St. Andre, 3

Total de carboidrato por dia para A = 24 a 27
Total de carboidrato por dia para B = 51 a 54
Total de carboidrato por dia para C = 65 a 68

Dia 26

DESJEJUM

Barquinhos de abacate à Atlantic Beach, 8
C: 1 fatia de torrada integral, 12

ALMOÇO

Vieiras à provençal South Hampton, 4
B: 1 bolacha sueca, 3
C: 1 nectarina pequena, 13

JANTAR

Frango à Devon, 1
Quiabo à moda de Jó, 5
Salada de espinafre e rúcula, 2
B/C: 1/2 xícara de arroz integral com ervas, 18
B/C: Sorvete de limão, 6

LANCHE

30g de nozes de macadâmia, 4

Total de carboidrato por dia para A = 20 a 24
Total de carboidrato por dia para B = 47 a 51
Total de carboidrato por dia para C = 72 a 76

Dia 27

DESJEJUM

Torta matinal Wainscott, 6
B/C: Vitamina matinal com manteiga de amendoim, 6

ALMOÇO

Ovos Town Line, 6
Salada verde pequena, molho a escolher, 4

JANTAR

Camarões à Montauk em molho verde, 3
Refogado de couve-manteiga e couve-tronchuda, 4
B: 1 ameixa pequena, 8
C: 1/2 xícara de ricota com canela, 6
C: 1/2 xícara de arroz integral com coentro, 18

LANCHE

Palitos de aipo com 30g de manteiga de castanha-de-caju, 6

Total de carboidrato por dia para A = 23 a 29
Total de carboidrato por dia para B = 37 a 43
Total de carboidrato por dia para C = 61 a 67

Dia 28

DESJEJUM

Fritada de folhas verdes, 4
B: 1 bolacha sueca com manteiga de amêndoas, 3
C: 1 fatia de pão integral de centeio com manteiga, 12

ALMOÇO

Pernil defumado Northwest, 0
Salada verde pequena, molho a escolher, 2
B: 1 ameixa pequena, 8
C: Carne de porco defumada com 1 fatia de pão integral, 12

JANTAR

Assado de peito com molho pesto de pecãs e coentro, 3
Couve-flor gratinada, 5
Salada de couve chinesa, 2
B: Sucotash à moda sulista, 4
C: $^1/_3$ de xícara de macarrão integral com alho e pimenta calabresa, 16
B/C: $^1/_2$ xícara de framboesas com creme batido, 6

LANCHE

Fatias de lingüiça calabresa 100% natural, 0

Total de carboidrato por dia para A = 16
Total de carboidrato por dia para B = 37
Total de carboidrato por dia para C = 65

Dia 29

DESJEJUM

2 ovos pochês com bacon, 2
B: 1/2 pomelo médio, 6
C: Servido sobre 1/2 bolinho de farinha integral, 14

ALMOÇO

Salada Sag Taco, 5
C: Servida sobre uma tortilha, 16

JANTAR

Frango com curry Abraham, 4
Aspargos assados com chalotas, 4
Salada Caesar, 4
B/C: 1/2 xícara de arroz integral com cominho, 18
Sorvete de coco, 6

LANCHE

60g do queijo favorito, 4

Total de carboidrato por dia para A = 20 a 24
Total de carboidrato por dia para B = 44 a 48
Total de carboidrato por dia para C = 74 a 78

Dia 30

DESJEJUM

Salmão com queijo derretido, 1
B: Derretido sobre uma bolacha sueca, 3
C: Derretido sobre uma fatia de pão integral de centeio, 12

ALMOÇO

Cachorro-quente Peconica, 4
Salada verde pequena, molho a escolher, 4
C: 1 pêssego pequeno, 9
C: Servido sobre uma tortilha quente de farinha de milho integral, 11

JANTAR

Frango assado simples com ervas frescas e manteiga, 0
Brócolis com molho holandês, 6
Salada de alface crespa, molho a escolher, 2
B/C: Purê de batata-doce com manteiga e alho, 24
Cheesecake de laranja, 2

LANCHE

60g de peru fatiado, 0

Total de carboidrato por dia para A = 19
Total de carboidrato por dia para B = 46
Total de carboidrato por dia para C = 66

Espero que esses cardápios planejados deixem você com água na boca, tanto quanto me deixaram enquanto eu os criava. Acho que há uma boa mistura de pratos fáceis de preparar depois do trabalho, ao lado de receitas que exigem um pouco mais de preparação e tempo na cozinha. Logo, qualquer que seja seu estilo de vida, algum desses cardápios irá servir para você. Por outro lado, os menus diários incorporam diversas culinárias regionais, para você se alimentar de modo saudável sem ficar entediado.

Cada prato mencionado vem acompanhado de uma receita. Exceto em casos como o da "salada verde" — parti do princípio de que todo mundo sabe lavar e preparar alface para uma salada. Você encontrará, contudo, muitas receitas originais de molhos para saladas de verduras e legumes que realçam o delicioso sabor, ligeiramente evocativo de amêndoas, do óleo de macadâmia de primeira qualidade.

Outras receitas foram simplesmente transcritas como variações de uma anterior, para que você consiga achar com facilidade o que está procurando.

Outra gostosa surpresa é que algumas das receitas deste livro foram criadas por cozinheiros famosos. Essas receitas serão indicadas e as biografias sucintas de dois desses chefs aparecem na seção de recursos deste livro. O primeiro chef, Thomas Valenti, é dono dos restaurantes nova-iorquinos Ouest e 'Cesca. Tom ajudou na tarefa pioneira de despertar o interesse pelo óleo de macadâmia australiano e o apresentou a muitos chefs. O outro é Douglas Rodriguez, dono dos restaurantes Ola, na cidade de Nova York, e Alma de Cuba, na Filadélfia. Douglas é um dedicado entusiasta da alimentação de baixo carboidrato e gordura monoinsaturada. Ele próprio perdeu peso ao reduzir o consumo de carboidrato. Considero ambos meus amigos e fico emocionado de que eles estejam ajudando você a descobrir que a culinária pobre em carboidrato e rica em monoinsaturados não precisa ser enfadonha. De fato, ela é adequada à degustação.

Jamie, 48 anos e mãe de três filhos, a cada gravidez ganhou gradualmente quase 21kg ao longo dos anos. À parte o peso, seu único problema de saúde era a fadiga, que ela atribuía à tarefa de criar três filhos ao mesmo tempo em que dirigia a própria empresa. Jamie preparava luxuosas casas de verão para locatários e proprietários. Se essa dieta funcionasse, ela queria colocar o livro na cesta de presente oferecida em cada uma das casas. No passado havia experimentado outras dietas de baixo carboidrato, mas sempre acabava se cansando da comida no prazo de duas semanas. Afinal, que quantidade de ovos com bacon uma pessoa agüenta comer?

Freqüentemente ouvi esse refrão em meu consultório, o que sempre me deixava um pouco confuso, pois raramente como ovos de manhã, e tudo porque me falta tempo para cozinhar, exceto nos fins de semana. Expliquei a Jamie que ela dispunha de uma profusão de alimentos dentre os quais escolher. Só precisava sair da rotina e explorar um pouco mais o supermercado.

Quando fiz a sugestão, ela reagiu com ceticismo. Mas eu lhe pedi que dedicasse uma noite durante a semana ou um dia do fim de semana à tarefa de percorrer lentamente o supermercado, examinando as prateleiras. Adoro fazer isso. Em geral, faço quando viajo, porque os alimentos são mais exóticos, mas também exploro o armazém perto de casa pelo menos uma vez por mês. Na verdade, fiz isso ontem mesmo. Devo admitir que estava preparando as receitas e os cardápios deste livro, portanto, precisava ser criativo. Foi assim que justifiquei o emprego de tempo. Jamie concordou hesitante em experimentar a sugestão, porque desta vez realmente queria emagrecer. Seu filho mais velho também estava começando a ganhar peso e ela queria dar um bom exemplo para ele.

Duas semanas depois, voltou triunfante ao consultório com uma lista de 40 novos gêneros alimentícios de cuja existência ela nem sequer suspeitava antes de nosso último encontro. De fato, estava tão entusiasmada que me ajudou a elaborar a lista deste capítulo. Jamie perdeu 22,5kg e não voltou a engordar nos três últimos anos.

Como o tédio é um tema recorrente em meu consultório, Jamie e eu elaboramos as listas apresentadas a seguir para que todos possam perceber que dispõem de um variado sortimento de alimentos a escolher, sem necessidade de recorrer a carboidrato simples para se sentirem satisfeitos. Aliás, por que será que ainda achamos que precisamos estar satisfeitos em cada refeição? Essa é a maneira de pensar de uma pessoa com sobrepeso. Comece a raciocinar como uma pessoa magra: coma apenas quando sentir fome; coma o que tiver à mão; e o mais importante: pare de comer antes de se sentir satisfeito. São necessários cerca de 20 minutos para o cérebro registrar que o estômago está cheio. Se você comer até ficar saciado, terá comido demais. Pare de comer um pouco antes de sentir que está satisfeito e veja se isso ajuda seu processo. Sei que ajuda o meu. Essa também é uma ótima dica para quem está na fase de manutenção da Dieta dos Hamptons.

As listas de gêneros alimentícios não pretendem esgotar o assunto, por mais que eu tenha procurado torná-las completas. Como as possibilidades são infinitas, eu poderia ter dedicado meses de pesquisa a encontrar todos os gêneros alimentícios que uma pessoa poderia comer e, ainda assim, teria deixado alguns de fora. As listas a seguir contêm os alimentos mais populares. Se me esqueci de algo, tenha a bondade de me escrever e avisar, para que eu possa acrescentar nas futuras edições.

Aí estão três listas distintas: A, B e C. Na maioria das vezes, qualquer item da lista A pode ser substituído por qualquer outro item do mesmo tipo nos cardápios planejados. E isso não só oferece a você a oportunidade de criar muitas outras refeições a partir dos cardápios planejados como ainda lhe permite substituir cada item do menu por alimentos de sua preferência. O mesmo se aplica a qualquer elemento das outras duas listas. Os gêneros da lista B podem substituir qualquer uma das sugestões B do cardápio planejado e os gêneros da lista C podem substituir qualquer sugestão C.

Cada grupo terá um subgrupo que contém proteína, carboidrato complexo (subdividido em grãos e legumes) e frutas. Vale lembrar que, entre os grupos, cada proteína pode ser substituída por uma proteína e cada fruta por uma fruta, assim como cada carboidrato complexo por outro carboidrato complexo.

Lista A

Proteína

Amêndoa
Anchova
Arabaiana (peixe)
Arenque
Arraia
Atum
Bacalhau
Bacalhau *burbot*
Bacalhau *turbot*
Bacon bits*
Bacon canadense
Bacon de soja
Bacon, curado sem açúcar
Bagre
Bonito
Cabrito
Caça
Cação
Camarão
Caramujo-do-mar (búzio)
Caranguejo, siri
Carne bovina
Carne de porco
Carneiro
Carpa
Cavala
Caviar
Charque, verificar o teor de açúcar
Codorna
Coelho
Dobradinha
Dourado
Enguia
Eperlano
Espadarte
Esturjão
Faisão
Filhote de bacalhau
Frango
Frango-d'angola
Galinhola
Gambá
Ganso
Garoupa
Gefilte fish (bolinho de peixe)
Geléia de mocotó
Golfinho
Gunelo
Hadoque
Halibute
Javali
Joelho de porco
Kielbasa (salsicha defumada condimentada)
Lagosta
Lagostim
Lambari de água salgada
Língua
Linguado
Lingüiça calabresa
Lingüiça, sem açúcar
Lúcio
Maruca

*Substituto derivado de soja ou vegetais. (*N. do E.*)

Merluza
Mero
Mexilhão
Miolos
Miragaia
Miúdos de porco
Morcela
Mortadela
Ovo
Pampo (sernambiquara)
Pâncreas
Pargo
Pastrami
Patê
Pato
Pé de porco
Peixe-lua
Peixe-macaco
Peixe-sapo
Pele de porco torrada
Perca
Perca de alto-mar
Perca-sol
Pernas de rã
Peru
Pescada
Polvo
Presunto defumado
Presunto, fresco
Queijo, inclusive, mas não só:
Asiago
Babybel
Bel Paese
Brie
Cacciocavalo
Camembert
Cheddar
Colby
Colby jack
Cottage
Cream cheese
Feta
Fontina
Gouda
Gruyere
Havarti
Jarlsberg
Limburger
Mascarpone
Minas frescal
Monterey Jack
Muenster
Mussarela
Neufchatel
Parmesão
Pecorino
Port salut
Provolone
Queijo de cabra
Queijo de coalho
Queijo edam
Queso Blanco
Ricota
Romano
Roquefort
St. Andre
Suíço
Taleggio
Rêmora
Rins
Rosbife, frios
Salada grega
Salame
Salmonete
Salsicha vienense
Salsichão
Salsichão *bockwurst*
Salsichão *bratwurst*
Salsichão defumado
Salsichão *knockwurst*
Salsicha
Sardinha
Sargo-de-dente
Sável
Savelha
Solha
Tofu
Tomilho
Truta
Truta de água salgada
Vermelho
Viandada
Vieira
Vitela

Carboidrato complexo

Vegetais

Abacate
Abóbora-cabecinha
Abóbora-menina
Abobrinha
Acelga
Agrião
Água de coco
Aipo
Alcaparra
Alface americana
Alface de Boston americana
Alface romana
Alga, crua
Alho
Aneto
Aspargo
Azeitona
Bertalha
Brócolis
Broto de bambu
Broto de taioba
Brotos
Cebolinha
Chalota
Chicória
Cilantro
Coco
Coentro
Cogumelo
Couve chinesa
Couve-de-bruxelas
Couve rábano
Couve-flor
Couve-tronchuda
Endívia
Escarola
Espinafre
Espinafre New England
Feijão-manteiga
Flores de sesbania
Folha de beterraba
Folha de chicória
Folha de dente-de-leão
Folha de mostarda
Folha de taioba
Guacamole
Leite de coco
Manjericão
Fundo de alcachofra, 1/2 xícara
Moranga
Nabiça
Nabo
Pepino
Piccalilli (picles doce de legumes)
Pimenta cereja
Pimenta chilli
Pimenta jalapeño
Pimentão verde
Pimentão vermelho
Quiabo
Rabanete
Radício
Raiz de salsa
Raiz-forte
Rúcula
Salsa
Tomate-cereja
Vagem-macarrão

Frutas

Acerola
Amora-brava
Arándano, mirtilo, vacínio
Framboesa
Framboesa híbrida
Melancia

Melão amargo
Melão-cantalupo
Morango

Especiarias

Açafrão
Alcarávia
Alecrim
Alga em pó
Alho em pó
Anis estrelado
Canela
Cardamomo
Cebola em pó
Cerefólio
Chilli em pó
Cominho
Cravo-da-índia
Cúrcuma
Ervas da Provença
Estragão
Garam masala
Gengibre em pó
Macis
Manjericão
Manjerona
Mostarda em grão
Noz-moscada
Orégano
Páprica
Pimenta de caiena
Pimenta *habanero*
Pimenta limão
Pimenta-do-reino
Pó das cinco especiarias orientais*
Sal de alho
Sal de cebola
Sálvia
Semente de aipo
Semente de alfafa
Semente de anis
Semente de cravo
Semente de endro
Semente de erva-doce
Semente de feno grego
Semente de rabanete
Tempero de ave
Tomilho
Tomilho limão
Wasabi

Amêndoas e manteigas derivadas

Amêndoa
Avelã européia
Castanha-do-pará
Gergelim branco em semente
Nozes
Nozes de macadâmia
Pecã
Pinhão
Sementes de abóbora

Diversos

Bebidas alcoólicas destiladas
Creme de leite azedo
Creme de leite sem soro
Gelatina
Maionese
Mostarda
Raiz-forte
Vinagre

*Mistura de anis, pimenta-do-reino, erva-doce, cravo e canela. (*N. do E.*)

Lista B

Proteína

Abalone
Alga marinha (crua)
Fígado
Lula
Mexilhão
Ostra
Proteína de soja
Proteína vegetal texturizada

Carboidrato complexo
Vegetais

Abóbora-menina
Abobrinha
Alho-poró
Berinjela
Castanha-d'água
Cebola
Cebola verde
Cenoura
Chucrute
Couve
Couve chinesa
Ervilha torta
Favas
Feijão enxofre
Feijão mungo
Feijão verde
Feijão-favona
Feijão-fradinho
Funcho
Gengibre
Inhame
Moranga
Ohuchu
Petit-pois
Picles
Pimentão doce
Portulaca (bredo)
Raiz de aipo
Raiz de bardana
Raiz de chicória
Repolho
Repolho roxo
Ruibarbo

Grãos

Amaranto
Arroz integral
Aveia
Espelta
Espelta (trigo vermelho)
Farelo de aveia
Farelo de trigo
Farinha de aveia, não-instantânea
Farinha de gergelim
Flocos de arroz integral
Flocos de milho
Painço
Pipoca de arroz
Pipoca de painço
Pipoca de trigo
Postum
Quinoa
Teff*
Trigo de quibe

Amêndoas e manteigas derivadas

Amendoim
Avelã

*Original da Etiópia, é o menor cereal do mundo. (*N. da T.*)

Castanha-de-caju
Pistache
Semente de girassol
Sementes de gergelim

Frutas

Abacaxi
Ameixa
Amora
Cereja ácida
Damasco
Lima
Limão
Maçã
Melão
Melão rosado
Nectarina
Nêspera
Pêra asiática
Pêssego
Pomelo
Tangerina
Tuna
Uva

Diversos

Cacau em pó
Seitan

Especiarias

Cremor de tártaro
Curry em pó
Gumbo file*
Tempero de torta de abóbora**

Lista C

Proteína

Todas as proteínas animais e a maioria das proteínas vegetais deverão ser encontradas em uma das outras duas listas.

Carboidrato complexo

Legumes e leguminosas

Abóbora
Abobrinha
Aipim
Banana-da-terra
Batata-doce
Beterraba
Cará
Chuchu
Ervilha
Ervilha seca
Feijão anasazi
Feijão ao forno
Feijão azuki
Feijão branco
Feijão grande do norte
Feijão mulatinho
Feijão picante
Feijão preto
Feijão vermelho
Feijão-fradinho

*Folhas de sassafrás desidratadas e pulverizadas, usadas como espessante. (*N. da T.*)
**Partes iguais de canela, gengibre, noz-moscada, macis e cravo. (*N. da T.*)

Feijão-oró
Feijão-soja
Feijoa
Fruta-pão
Grão-de-bico
Jacatupé
Lentilha
Mandioca
Milho
Missô
Pastinaca
Rábano
Raiz de lótus
Tupinambo

Grãos

Arroz integral
Aveia
Aveia prensada
Aveia triturada
Cachá
Cevada
Farelo de aveia
Farinha de cevada
Farinha de cuscuz
Farinha de milho azul
Farinha de soja
Farinha de trigo integral
Farinha de trigo sarraceno
Farinha integral
Flocos de cevada
Flocos de trigo
Germe de trigo sarraceno
Teff
Trigo de quibe integral
Trigo egípcio
Trigo sarraceno

Frutas

Banana prata
Banana São Tomé
Cereja
Goiaba
Graviola
Jaca
Kiwano
Kiwi
Maracujá
Pêra
Romã

Diversos

Iogurte sem açúcar
Tahine
Tempê

Naturalmente, não seria possível citar todos os gêneros alimentícios do planeta. Portanto, se o item não constar da lista de nenhuma das categorias anteriores, procure descobrir seu teor de carboidrato. Se estiver abaixo de 10g por porção, entrará na lista A; se estiver entre 10 e 30g por porção, entrará na lista B; e se contiver mais de 30g por porção, irá para a C. Não se esqueça de que essas regras são para carboidrato complexo, não para gramas de açúcar, que deve ser evitado em qualquer ocasião, sobretudo para quem tenta perder peso. Aqueles que já alcançaram a meta ou que estão no programa para benefício da saúde devem limitar o açúcar a ocasiões especiais. O dado simples de lembrar é que se o item não fizer parte dessas listas deve ser evitado, no interesse da perda de peso ou da saúde.

Bebidas

As bebidas são outra categoria alimentícia que não mencionei. Vinho e cerveja são proibidos, exceto em raras ocasiões e para o grupo da lista C. As bebidas alcoólicas devem ser limitadas aos destilados puros de sua escolha: para os homens se permite uma dose de 60mL de álcool quatro vezes por semana e para as mulheres, a mesma dose duas vezes por semana. Tudo mais que você beber deve ser água pura, água mineral com gás e sabor ou qualquer outro refrigerante que não contenha carboidrato. Uma bebida dietética contra a qual devo advertir a todos é champanha Crystal light. De acordo com minha experiência, e isso é puramente empírico, as pessoas que consumiam essa bebida levaram mais tempo para perder peso que as demais. Por motivos de saúde, quanto menos você consumir aspartame, melhor.

Grãos integrais: o carboidrato mais amigável

O carboidrato tem sido alvo fácil da mídia, com justa razão. Creio que é ele o causador da horrível epidemia de obesidade que hoje enfrentamos. É responsável pelo aumento do nível de colesterol, pelo incremento das doenças cardiovasculares e pelos índices de diabetes drasticamente aumentados. Entretanto, nem todo carboidrato é prejudicial à saúde. O carboidrato simples é insalubre e deveria ser vendido com um rótulo de advertência maior que o encontrado nos maços de cigarros. Muitos tipos de carboidrato complexo podem ser ótimos para uma dieta equilibrada e saudável — a condição incontestável da Dieta dos Hamptons.

Os cereais integrais contêm o farelo (a camada mais externa), o endosperma (o núcleo amiláceo pobre de nutrientes) e o germe (o embrião interno). Eles contêm fibras não digeríveis, minerais, 10 a 15% de proteína por peso e fitoquímicos, como o ácido fítico, compostos fenólicos e inibidores de amilase e saponinas. Estes são encontrados naturalmente em todos os produtos derivados de grãos. No caso dos grãos refinados, são removidos o farelo, o germe e todos os nutrientes saudáveis, inclusive os antioxidantes.

Segundo um estudo clínico realizado com mulheres do estado de Iowa, o dr. David Jacobs e seus colegas descobriram que aquelas que comiam pelo menos uma porção diária de grãos integrais apresentavam nível significativamente mais baixo de mortandade por todas as causas, em comparação com as que quase não comiam grãos. No mesmo estudo ficou evidente que a ingestão de grãos integrais está diretamente relacionada à diminuição do risco de doença coronariana.

Uma vez que os grãos integrais provocam apenas uma pequena elevação do nível de glicose no sangue e liberação de insulina, na quantidade certa eles podem ser benéficos na dieta dos pacientes de diabetes tipo 2. Estudos múltiplos mostram que indivíduos que comem mais carboidrato complexo têm menor risco de contrair diabetes tipo 2.

Não estou sugerindo uma dieta rica nesse tipo de gêneros alimentícios. Ao contrário, sugiro uma que incorpore o carboidrato complexo em função dos benefícios causados à saúde. Você deve ficar longe de qualquer dieta de baixo carboidrato que o estimule a ignorar esses alimentos para o resto de sua vida. A maioria das dietas populares de baixo carboidrato recomenda apenas que você evite carboidrato e consuma toda a proteína que for capaz. Essa é uma péssima mensagem para quem está acima do peso. Essas pessoas precisam aprender que parte da programação nutricional permanente para uma vida saudável deve incluir o controle das porções. Não há outra saída. Minha abordagem sempre divergiu da posição de Atkins nessa sucinta mensagem: você não pode comer toda a quantidade desejada de algum alimento e ficar saudável e magro para o resto da vida. Não é assim que funciona. Manter a perda de peso é a parte mais difícil de qualquer programa dietético, e a Dieta dos Hamptons lhe oferece as ferramentas de que você precisa para obter sucesso.

O carboidrato complexo é parte importante da dieta, desde que consumido em quantidade limitada. Mas devemos evitar os tipos de carboidrato que nos acostumamos a comer: açúcar simples e carboidrato simples.

Como perder peso

Então, aí está: eis o planejamento dos cardápios para 30 dias que irão mudar sua vida. Muitos dos meus pacientes perderam acima de 6kg nas duas primeiras semanas. Quando revelei a quantidade de peso que você pode esperar perder, fiz uma média da perda de peso ao longo do tempo. A maior parte você vai perder no começo e, depois, a perda será mais lenta. Isso é normal, portanto, não desanime. Sua perda de peso não irá desacelerar e atingir um platô, como acontece com freqüência com muitos outros programas dietéticos de baixo carboidrato.

Em quatro meses Harriet caiu do manequim 54 para o 48 graças à adoção deste programa. Não acreditou em minha afirmativa de que não atingiria um platô, fenômeno que lhe ocorria todas as vezes que fazia regime; e então passou a maior parte da vida em dieta. De forma atípica para as mulheres, perdeu 9kg nas duas primeiras semanas. Quando a encontrei, ela estava satisfeita, mas ainda relutava em admitir que eu tivesse razão. Passado mais um mês, a perda de peso havia diminuído para 900g por semana e Harriet me confessou que estava esperando a qualquer momento a interrupção da queda. No quarto mês, voltou à consulta e ainda continuava a perder peso. Tinha atingido seu menor peso desde a adolescência — vestia manequim 48. Continuava a emagrecer, não atingira um platô e estava fora de si de contente. Quando este livro foi para a gráfica, ela estava usando manequim 44 e pediu-me o favor de relatar aos leitores: "Esta é melhor dieta que fiz na vida, e o óleo de macadâmia australiano é uma delícia: estou adorando."

Agora todos vocês têm a mesma informação que Harriet levou ao deixar meu consultório. Sigam os cardápios planejados, usem o óleo de macadâmia como única fonte de lipídios e vão perder peso e se sentir em ótima forma. Não se esqueçam de passar bem ao longo do caminho e contem tudo aos amigos.

Antes de chegar às receitas vocês precisam saber de mais alguns detalhes.

CAPÍTULO 7

Os suplementos planejados da Dieta dos Hamptons

Henry começou a fazer a Dieta dos Hamptons depois de receber de seu clínico um péssimo resultado do exame de sangue. Não estava acostumado a ser contrariado pelas circunstâncias. Era um produtor fonográfico muito bem-sucedido, um mandachuva — e sempre conseguia o que queria. Levava uma vida boa e em conseqüência estava com cerca de 18kg de sobrepeso. Sua taxa de glicose em jejum estava levemente alta — 115 —, o nível de triglicerídeos alcançara 270 e o colesterol-HDL (bom) era apenas 37 de uma contagem de colesterol total de 244. Um dos seus parceiros de golfe, paciente meu, sempre se gabava de quanto peso havia perdido, de como tinha sido fácil, de como seu exame de sangue tinha melhorado; então Henry decidiu me fazer uma visita. Iniciei-o na programação dietética Hamptons, expliquei a importância dos suplementos nutricionais e deixei-o por conta própria. Na verdade ele não desejava tomar os suplementos porque não queria parecer idiota carregando-os para todo lado. Entretanto, eles são necessários a qualquer estilo de vida saudável e magro.

Simplifiquei a programação de Henry, pedindo-lhe que tomasse apenas os suplementos cruciais para a perda de peso. No prazo de uma semana ele me disse que se sentia com muito mais energia. Em duas semanas já se havia acostumado a tomar suplementos e nem mesmo cogitava perder uma única dose. Atribuiu sua melhora de saúde ao uso dos suplementos. O vigor e o bem-estar que sentia poderiam ter resultado da perda de quase 5,5kg naquelas duas primeiras semanas. Henry já conseguia vestir bem algumas roupas antigas e, em Maidstone, o mais exclusivo clube campestre dos Hamptons, todos lhe diziam que estava com ótima aparência e queriam saber o que vinha fazendo. Entretanto, ele não desejava comentar o programa até estar seguro de que funcionaria. Portanto, depois de dois meses, colhemos sangue para exame e Henry ficou encantado com os resultados: a taxa de glicose, em jejum, estava normal; ele havia perdido cerca de 14kg e o nível de colesterol em 199, com o HDL (bom) em 55, significava uma melhora imensa. Esses resultados podem parecer extraordinários, mas na verdade não são. Para mim são triviais e correspondem à expectativa. Se não ocorrer uma grande melhora, preciso me perguntar o que eu ou o paciente fizemos errado.

Protocolo dos suplementos nutricionais da Dieta dos Hamptons

Especificarei adiante os suplementos que considero necessários à Dieta dos Hamptons e incluirei outros que você talvez queira acrescentar ou experimentar porque provavelmente ouviu falar a respeito. Também forneço uma lista de outros que não recomendaria, para você saber o que evitar. Naturalmente, é possível perder peso com a Dieta dos Hamptons sem tomar suplementos nutricionais. Mas meus pacientes informaram que certos suplementos realmente ajudam, e eu concordo; portanto, estou simplesmente traçando meu programa recomendado-o como se você estivesse aqui no consultório. Considero que qualquer pessoa em dieta deveria tomar os suplementos relacionados a seguir. Eles o ajudarão na perda de peso, mas não são pílulas mágicas — não farão efeito se você não seguir o regime dietético adequado.

Ácidos graxos essenciais

São os ácidos graxos ômega-3 e ômega-6 que discuti ao longo de todo este livro. Mesmo que você não tome outro suplemento, estes são componentes cruciais do protocolo da Dieta dos Hamptons. Recomendo óleo de peixe ômega-3 que contenha o ácido eicosapentaenóico (EPA) e o ácido docosahexaenóico (DHA) em uma relação aproximada de 3:2, para uma dosagem diária total de 1.500mg — 500mg três vezes ao dia, de preferência consumidos a cada refeição. Há muitas marcas no mercado, portanto, procure chegar tão perto quanto possível da dose que recomendo. Igualmente, quando escolher um óleo de peixe, procure comprar de uma boa marca, fabricado por uma empresa que submeteu os produtos a testes de poluição e de mercúrio. Essas toxinas se acumulam na carne do peixe, logo, é importante que os poluentes oceânicos sejam removidos de seu suplemento nutricional. Se você for vegetariano e quiser usar o óleo de linhaça, esta é a segunda opção, pois a linhaça contém mais ALA do que EPA ou DHA.

Polivitamínicos

O polivitamínico que recomendo aos pacientes é o Life Force Multiple, criado pela empresa Source Naturals. Contendo uma lista extensa de ingredientes, foi formulado para funcionar como ativador do metabolismo e tem componentes que atuam no cérebro, nervos, fígado, coração e sistema circulatório, sistema imune e sistema ósseo-muscular. É também uma boa fonte de antioxidantes. Os produtos da Source Naturals são excelentes; no Apêndice A estão listados mais produtos dessa extraordinária empresa.

Cromo

No passado, esse escasso mineral essencial era encontrado no solo. Infelizmente, o solo ficou tão esgotado que o mineral já não está disponível em quantidade significativa e precisa, portanto, ser tomado como suplemento. O cromo está envolvido no metabolismo da insulina, na regulação da glicose no sangue e no metabolismo da gordura. Trata-se de um mineral essencial para diabéticos, pois, segundo ficou demonstrado, ele reduz a glicose no sangue, diminuindo a necessidade de o paciente tomar medicação contra o diabetes. Pequena quantidade de cromo também é encontrada no levedo de cerveja, nos brócolis, em alguns grãos integrais, no queijo, nos cogumelos e na carne bovina. Como suplemento, ele está disponível no picolinato, no polinicotinato e nas versões GTF. Existe documentação científica mais abundante apoiando o uso da variedade com picolinato. O produto de marca registrada de minha preferência chama-se Diachrome, que foi extensamente pesquisado e só precisa ser tomado uma vez ao dia. Mas, mesmo sem usar o Diachrome, a dose de cromo deve ser de 200mcg três vezes ao dia, tomados às refeições, em uma dose total de 600mg.

Carnitina

Produzida naturalmente pelo corpo, a carnitina ajuda você a liberar gordura como combustível durante o processo de perda de peso, além de fornecer até dois terços da necessidade diária de energia do coração. Ela o faz pelo transporte da gordura para as mitocôndrias, onde essa gordura é queimada e transformada em energia. A carne vermelha é sua fonte principal, mas, em menor quantidade, está presente no frango, peixe, ovos e leite.

A dose recomendada é de 500 a 1.000mg três vezes ao dia, em um total diário de 1.500 a 3.000mg. É melhor tomá-la com o estômago vazio.

Coenzima Q10

Essa também é produzida naturalmente e universalmente encontrada no corpo inteiro. Sabe-se que transporta prótons e elétrons à medida que o organismo queima energia, portanto, é essencial ao metabolismo. Não é classificada como vitamina, mineral ou aminoácido, porém é considerada antioxidante. Ela funciona em muitas trilhas diferentes no corpo, principalmente na função cardíaca, mas para nosso propósito de perda de peso ela pode facilitar o uso da gordura acumulada como combustível. A produção de coenzima Q10 no corpo humano atinge o ponto máximo aos 20 anos; logo, na maioria da população, é necessário suplementá-la. As melhores fontes alimentícias são as vísceras (fígado e rins), outras carnes vermelhas, as amêndoas e os óleos vegetais sem processamento. Cereais, farelo e verduras verdes e escuras fornecerão menor quantidade desse nutriente fundamental. Consumi-lo sob forma oleosa facilita sua absorção. Você talvez queira tomar um suplemento de complexo B, pois este também é um fator na absorção da coenzima Q10. A dose recomendada é de 100mg, três vezes ao dia, tomada a cada refeição, em um total diário de 300mg.

Glutamina

Esse é o mais importante aminoácido do organismo e já se demonstrou que fornece energia para os músculos. É valioso na regulação de muitas funções corporais, algo que realiza ao fornecer um átomo de nitrogênio para ser sintetizado em outros aminoácidos, ajudando assim o corpo a construir proteína, glutationa, glucosamina e vitamina B3, entre outros. Consta que ela ajuda a administrar a carência de açúcar. Embora seja abundante em muitos alimentos, não conseguiremos jamais absorver a dosagem necessária se não tomarmos suplementos. Como ela ajuda a minimizar a carência de açúcar, recomendo 500mg três vezes ao dia (num total de 1.500mg) e na medida do necessário durante o dia, quando você sentir fome. É melhor tomá-la com o estômago vazio.

Recomendo a todos os seguidores da Dieta dos Hamptons tomar os suplementos mencionados, não importa em que fase da dieta estejam. Quando sua carência de açúcar desaparecer, você provavelmente não necessitará mais da glutamina. Outros suplementos nutricionais disponíveis no mercado também apregoam a perda de peso como sua principal contribuição. Como existem tantos a comentar, mencionarei aqueles que você poderá experimentar se tiver vontade, pois, provavelmente, não lhe farão mal, e também aqueles que devem ser evitados porque me parecem ter potencial para efeitos colaterais negativos.

Outros suplementos potencialmente úteis

Extrato de chá verde

Também conhecido como *camellia sinensis*. Como se trata de um extrato vegetal, procure se certificar de que aquele que você está usando contém pelo menos 50% de polifenóis sob forma de catequinas EGCG. Estes são os ingredientes ativos. Estudos mostraram que o extrato de chá verde não funciona como a cafeína, estimulando seu metabolismo e excitando você, mas sim estimulando o metabolismo da gordura em seu corpo. A dose recomendada é cerca de 300mg três vezes ao dia, às refeições, em um total de 900mg.

Colina

Está relacionada às vitaminas do complexo B e é um nutriente necessário, produzido naturalmente pelo corpo e relacionado à lecitina (encontrada na gema do ovo). É importante porque durante anos fomos equivocadamente orientados a evitar os ovos e agora o consumo está baixo. A lecitina é um protetor essencial de cada célula de nosso corpo e serve de principal fonte de colina. É essencial na formação das membranas celulares e dos neurotransmissores, aumentando a energia e melhorando a memória. Além dos ovos, outras fontes são as vísceras, folhas de dente-de-leão, amêndoas, sementes e soja. A dose recomendada de colina é 1.500mg. Tomar 500mg três vezes ao dia, às refeições.

Ácido alfa lipóico (ALA)

Esse é um antioxidante universal que ajuda a proteger as vitaminas e os antioxidantes solúveis em água e gordura. Nenhuma outra substância é capaz disso. Para quem faz dieta, ele estimula o corpo a converter o alimento em energia mais eficientemente e ajuda a evitar que a comida ingerida se deposite como gordura. Ele é excelente para a regulação da glicose no sangue, ajuda a combater a resistência à insulina e estimula a absorção celular da glicose. Portanto, é um suplemento muito importante para qualquer pessoa com sobrepeso. A dose recomendada é 300mg, tomados em doses de 100mg, três vezes ao dia, às refeições.

Suplementos de perda de peso não recomendados

Cada um dos suplementos seguintes é estimulante e, com freqüência, combina-se a outros para dar ao metabolismo a chamada "turbinada". Embora esses produtos estejam até certo ponto bem documentados e comprovadamente ajudem as pessoas a perder peso, é sempre necessário considerar as conseqüências de longo prazo do uso de substâncias que aceleram artificialmente o metabolismo. A Dieta dos Hamptons está projetada para aumentar naturalmente seus níveis de metabolismo e ajuda você a comer corretamente para o resto da vida. Sempre que tomar algo para acelerar o metabolismo, esteja consciente do que acontecerá quando interromper o uso: o metabolismo tende a desacelerar, e isso dificulta a manutenção da perda de peso durante um período prolongado.

O guaraná é uma erva que naturalmente contém cafeína, portanto, você poderia facilmente ingerir uma superdose se usá-lo em combinação com café, chá ou outras bebidas cafeinadas. A forma herbal da efedra contém cinco estimulantes adicionais quimicamente relacionados à metanfetamina e ao descongestionante sinefrina. Outras ervas do mesmo tipo incluem *ma huang* e *gotu kola*. No corpo, têm ação vasoconstritora, aumentando a pressão arterial. Também são capazes de causar a liberação de neurotransmissores estimulantes. Portanto, essas ervas não farão bem a quem sofre de hipertensão ou pressão arterial elevada, toma medicações psiquiátricas, como Prozac ou Paxil, ou tem tendência à irritação ou à inquietação. Elas podem até causar queda de cabelo excessiva e insônia. Considero as ervas um retrocesso aos anos 60, quando os médicos que prescreviam dietas davam anfetamina aos pacientes que queriam perder peso — remédio eficaz, mas, a que preço? A efedra foi recentemente banida pelo órgão de fiscalização americano FDA, mas não as outras formas de guaraná.

É animador que a ciência da nutrição esteja evoluindo tão depressa que tenha sido necessário acrescentar mais um item quando este livro entrou em fase de impressão. Embora eu tenha acabado de mencionar que não recomendo produtos à base de estimulantes, preciso comentar um novo suplemento, ideal para quem esteja tentando perder peso e manter essa perda. Chama-se Lean Mystique e foi criado pela empresa Contemporary Nutrition. Trata-se do primeiro produto desse gênero que testei e não me provocou inquietação ou irritação; deixou-me uma completa sensação de calma e nenhum sentimento de fome por, no mínimo, oito a dez horas. Sempre desconfio de suplementos nutricionais que contêm guaraná, extrato de chá verde ou qualquer tipo de cafeína. Entretanto, sou o perfeito caso de teste para produtos como este por não ter tocado em cafeína durante os últimos 20 anos. Em conseqüência, sou muito sensível à menor quantidade de cafeína. Esse suplemento cumpriu o prometido sem causar efeitos colaterais perceptíveis para mim.

O Lean Mystique funciona, em minha opinião, porque contém 22 ingredientes distintos — muitos são novidade e todos são naturais — que, quando equilibrados, ajudam a promover uma sensação de bem-estar e a permitir a perda de peso ideal, que encorajo neste livro. A maior parte dos suplementos dietéticos para gerenciar a perda de peso se baseia em um único ingrediente ou se concentra em um único aspecto da gestão do peso, tal como fazer subir o metabolismo ou reduzir o apetite. O Lean Mystique, entretanto, contém ingredientes que minimizam a sensação de nervosismo, as oscilações de humor que podem ser associadas com as restrições de carboidrato, o ocasional desconforto gástrico associado com a mudança para uma dieta mais saudável; e ele também ajuda a manter um bom nível de glicose e possibilita clareza intelectual e energia para conservar a concentração. A empresa tem, inclusive, uma diretoria de assuntos científicos. De tão impressionado com os produtos, eu talvez passe a fazer parte da empresa. Creio que esse suplemento é o acompanhamento perfeito para a Dieta dos Hamptons. Na seção de recursos deste livro fornecerei detalhes para a aquisição do Lean Mystique.

Outros suplementos de que você deve ter ouvido falar são os produtos do tipo colágeno líquido, que a pessoa toma três horas antes de dormir. O anúncio estimula as pessoas a comerem tudo o que comem normalmente, exceto nas três horas antes de dormir. Não conheço o raciocínio científico que fundamenta esses produtos (tampouco os fabricantes o conhecem, tenho certeza), mas evitar o consumo de alimentos três horas antes de dormir provavelmente não será má idéia e, talvez, seja a causa da perda de peso. Entretanto, o que mais me desagrada nesses produtos é desencorajarem a mudança de estilo de vida, fator crucial a ser aprendido por quem tem sobrepeso ou obesidade.

Para quem não costuma tomar suplementos nutricionais, essas sugestões podem tornar mais fácil começar um protocolo:

1. Comece a tomá-los gradualmente. Não tente tomar de uma só vez toda a quantidade recomendada. Distribua os suplementos ao longo do dia e vá se habituando a eles ou você se arriscará a sentir indisposição estomacal. Por exemplo, se quiser tomar dez pílulas por dia, comece com três, porém distribuídas nas refeições. Depois vá simplesmente acrescentando mais uma a cada dia, até completar a cota. Se sentir algum desconforto gástrico, reduza a quantidade que está tomando e depois aumente em ritmo mais lento.
2. Compre suplementos de marcas bem reputadas, produzidos por fabricantes dignos de confiança. Se uma marca for mais barata que as outras, provavelmente haverá motivo para tanto. Na seção de recursos deste livro menciono algumas empresas de boa reputação.
3. Compre vitaminas isentas de conservantes artificiais, sabor artificial, adoçantes, corantes, derivados de levedo de cerveja, laticínios, ovos, trigo ou soja.
4. Se você pular uma dose dos suplementos, não precisa dobrá-la na próxima refeição, ou irá desperdiçá-los. Se esquecer uma dose, considere perdida a ocasião.
5. A maioria dos suplementos precisa ser tomada no mínimo três vezes ao dia, porque eles não são liberados gradualmente no organismo. Logo, não pense que pode tomar de uma vez a cota diária completa e depois esquecer o assunto pelo resto do dia. Tome apenas uma dose de cada vez.
6. Caso se esqueça de tomar um suplemento que requer estômago vazio, tome-o com a refeição. Será melhor que não tomá-lo de jeito nenhum.
7. Planeje de uma só vez todos os suplementos para alguns dias, ou para uma semana inteira, carregando-os consigo; do contrário, essa organização será sentida como uma tarefa trabalhosa.

Capítulo 8

Receitas culinárias da Dieta dos Hamptons

Ann se tornou minha paciente há cerca de cinco anos. Com excesso de peso, estava hipertensa e começando a sofrer de diabetes. Tinha 56 anos e vira a mãe se deteriorar daquela mesma forma. Ann era uma famosa estilista, dona de propriedades mundo afora e amiga das maiores celebridades dos Hamptons e de Hollywood. Com freqüência viajava pelo mundo apresentando nos desfiles das coleções a moda que criava. Por mais glamouroso que isso fosse, deixava-a com pouco tempo para exercícios físicos e com tempo de mais para freqüentar a sociedade. Anos antes, mantinha a forma graças ao uso de nicotina e de drogas ilícitas, mas agora precisava de alguém que lhe ensinasse a comer e o que comer, e, o mais importante: como fazê-lo com uma agenda apertada. Embora o meu e o seu cronograma talvez não sejam tão fascinantes quanto o dela, encaixar na dieta os alimentos adequados pode ser um desafio para qualquer pessoa. Coloquei-a em meu programa dietético Thin for Good, que desenvolvi imediatamente depois de deixar o Atkins Center. Ela reagiu bem e perdeu cerca de 18,5kg. O nível de glicose no sangue voltaram ao normal, mas a pressão arterial permaneceu ligeiramente elevada, assim como as taxas de colesterol.

Ann ficou firme no programa, maravilhada por ter perdido peso e se livrado do diabetes. Continuou a freqüentar meu consultório para check-ups regulares. Tão logo fiquei sabendo dos benefícios da dieta rica em monoinsaturados e do óleo de macadâmia, em particular, imediatamente fiz com que ela o adotasse na culinária até para temperar saladas. Pedi-lhe um exame de sangue antes de começarmos, mais um no prazo de três meses e outro seis meses mais tarde.

Depois de três meses, seu colesterol HDL começou a subir e sua taxa de colesterol total tinha caído de 275 para 237. Nós dois ficamos entusiasmados com tamanho progresso. No final de seis meses, sem nenhuma mudança do programa, exceto a adição do óleo de macadâmia e um esforço geral para manter a dieta rica em monoinsaturados, seu colesterol HDL tinha subido para 99 e o colesterol total caído para 189. A pressão arterial finalmente voltou ao normal e Ann conseguiu se livrar de todas as medicações anti-hipertensão que temia tão desesperadamente. Também perdeu mais alguns quilos, o que levou a quase 22kg sua perda de peso total. Custava-lhe acreditar no que uma programação rica em monoinsaturados tinha podido fazer por ela ou por qualquer pessoa que já estivesse em uma dieta de baixo carboidrato. "É incrível a diferença que o óleo de macadâmia australiano fez em minha saúde", declarou.

Portanto, mesmo que você já esteja seguindo um programa alimentar de baixo carboidrato ou já tenha tentado fazer alguma dessas dietas no passado, o que tornará sua dieta realmente bem-sucedida é o fato de ser rica em monoinsaturados. A Dieta dos Hamptons lhe oferece as ferramentas para ser magro e saudável ao mesmo tempo.

A verdadeira vantagem do óleo de macadâmia rico em monoinsaturados é não ser pesado para o paladar. Pode ser usado em pratos de sabor delicado, como são os peixes, em toques finais, e é forte o suficiente para agüentar a tarefa de fritar. É fantástico naqueles pratos que você não deseja prejudicar com o sabor presente do azeite de oliva, como omeletes, *muffins* ou panquecas. Aprendi a usar o óleo de macadâmia como simples substituto de outros óleos em minhas antigas receitas-padrão. Puxa vida, que tremenda diferença ele fez! Mas, se você não gostar das receitas a seguir, basta substituir o óleo que usa para cozinhar no dia-a-dia pelo óleo de macadâmia e criar uma dieta rica em monoinsaturados. Garanto-lhe que será como estar saboreando pratos inteiramente novos — tal é a capacidade desse óleo de acentuar o sabor de cada prato. Enquanto isso, desfrute as receitas a seguir e envie-me também algumas de suas favoritas!

É muito estimulante apresentar essas receitas a você. Também reuni receitas em meus livros anteriores, mas sempre me senti um tanto incomodado por causa das altas temperaturas exigidas no preparo de algumas das refeições. Tive de recomendar azeite de oliva porque sabia que nenhum outro substituto teria preço acessível e lhe faria bem. Agora posso lhe oferecer receitas sem nenhum medo ou hesitação, porque graças ao óleo de macadâmia australiano você já não precisa ter medo da formação de ácidos graxos trans, que ocorre quando fritamos, refogamos, assamos ao forno ou cozinhamos com qualquer outro método que empregue calor. Até mesmo um leve salteado atinge cerca de 150°C, temperatura na qual a maioria dos óleos começa se decompor.

A maioria das receitas a seguir usa como base o óleo de macadâmia, garantia de que você conseguirá facilmente o nível de monoinsaturados necessário à saúde. Agora, se esse óleo não lhe agradar ou se não dispuser dele, você ainda assim poderá seguir o planejamento dos cardápios e receitas usando qualquer óleo de sua escolha. Isso fica a seu critério. Estou simplesmente relatando o que funcionou melhor com meus pacientes na Dieta dos Hamptons e os ajudou na tarefa de perder peso e se tornar saudáveis. Ao usar esse óleo você consegue o perfeito equilíbrio 1:1 de ácidos graxos ômega-6 e ômega-3; o nível mais alto de gordura monoinsaturada, cerca de 85%; e, de quebra, ainda consegue um ponto de queima elevado. Se preferir utilizar outro óleo, lembre-se de conferir as informações do Capítulo 5 e decidir com base nos dados que ofereço. Minhas preferências, à parte o óleo de macadâmia, são:

1. Azeite de oliva extravirgem, engarrafado na origem, de preferência australiano.
2. Óleo de abacate.

Por favor, nunca use óleo de canola.

Cada receita está localizada em algum ponto da seção das refeições planejadas, portanto, essa dieta será fácil de seguir com sucesso. Dados o bê-á-bá do programa e as sugestões para fazer mudanças, as receitas apresentadas a seguir oferecerão bastante variedade de modo a lhe permitir comer pratos diferentes a cada dia e noite, durante muitos meses vindouros. Em algumas receitas menciono o emprego de óleo de macadâmia em spray. Não está disponível no comércio, mas muitos de vocês provavelmente já fazem esse truque em casa: basta encher com o óleo um frasco vaporizador adequado e usá-lo para untar o grill, a frigideira etc. Esses frascos podem ser encontrados em diversas lojas; facilitam em muito a tarefa de cozinhar e lhe permitem usar quantidades menores de óleo.

Desjejum

ASPARGOS COM MUSSARELA

Porções: 4 *Carboidrato por porção: 5*

8 pontas de aspargos, cozidas e resfriadas
250g de mussarela salgada fresca
1 punhado de majericão fresco

Este é um simples lembrete de que a refeição matinal nem sempre precisa incluir ovos. Ferva alguns aspargos ou aproveite os que restaram da última refeição e os intercale com fatias finas de mussarela salgada. Tempere com manjericão fresco e um filete de óleo de macadâmia.

ASPARGOS COM MUSSARELA DE BÚFALA

Porções: 2 *Carboidrato por porção: 4*

8 fundos de aspargos, sem pele
óleo de macadâmia
vinagre
125g de mussarela fresca de búfala
1 pimentão vermelho marinado, cortado em tiras finas
pimenta-do-reino moída na hora

Ferva os aspargos em água e sal por 5 minutos ou até ficarem *al dente*; escorra imediatamente e mergulhe em banho gelado; escorra de novo. Coloque os aspargos em um prato raso, derrame um pouco de óleo e vinagre sobre eles e guarde-os na geladeira. Isso pode ser feito na noite anterior, para o desjejum estar pronto quando você acordar. Na hora de servir, coloque os aspargos em um prato, corte a mussarela em 2 pedaços iguais, colocando-os no pé dos talos. Arrume as tirinhas de pimentão vermelho sobre os aspargos. Polvilhe pimenta-do-reino antes de servir.

BARQUINHOS DE ABACATE À ATLANTIC BEACH

Porções: 4 *Carboidrato por porção: 8*

2 abacates maduros, cortados ao meio, sem caroço e casca
1 colher (sopa) de sumo de limão espremido na hora
5 ovos batidos
4 azeitonas picadas
2 cebolinhas cortadas em tiras finas
1/4 de xícara de coentro fresco, bem picado
1/4 de colher (sopa) de pimenta-do-reino moída na hora
2 colheres (sopa) de óleo de macadâmia
1/2 colher (chá) de sal
creme de leite azedo, opcional

Borrife as metades de abacate com o sumo de limão e reserve. Misture os ovos, as azeitonas, o coentro, a cebolinha e a pimenta em uma tigela média. Aqueça o óleo em uma frigideira grande. Despeje nela a mistura de ovos e deixe cozinhar, mexendo de vez em quando para os ovos se misturarem, até ficarem totalmente cozidos, cerca de três a cinco minutos. Salgue a gosto. Com uma colher, coloque os ovos mexidos dentro das metades de abacate e sirva. Se quiser, guarneça com uma colherada de creme azedo para dar um toque final.

BOLINHOS DE RICOTA E PINOLES

Porções: 6 *Carboidrato por porção: 4*

1 xícara de ricota
2 ovos grandes
1/2 xícara de queijo parmesão
1/2 colher (chá) de sal
2 sachês de stevia
1/2 colher (chá) de extrato de baunilha
30g de pinhão sem casca, torrado e moído

Em uma tigela média, junte a ricota e os ovos e misture até ficar homogêneo. Acrescente parmesão, sal, stevia e baunilha e misture de novo até uniformizar. Misture os pinhões com a massa. Despeje em forminhas de material antiaderente ou untadas com óleo de macadâmia (ou forradas com papel manteiga). Coloque quantidades iguais da massa em cada forminha e leve-as ao forno preaquecido a 176° C durante 15 a 20 minutos.

Variação
Bolinhos de ricota e macadâmia

Substitua os pinhões por nozes de macadâmia e siga exatamente a receita anterior, para obter mais uma delícia matinal.

COBERTURA DE MORANGOS FRESCOS

Porção: 1 *Carboidrato por porção: 2*

Essa cobertura pode ser preparada com qualquer fruta vermelha silvestre, para dar variedade ao café-da-manhã.

5 frutas vermelhas frescas, cortadas em cubos

Num liquidificador ou processador reduza a purê as frutas picadas. Despeje, por exemplo, sobre as panquecas de soja e macadâmia da página 164, para substituir o xarope.

FRITADA DE QUEIJO MINAS E PIMENTÃO

Porções: 4 *Carboidrato por porção: 3*

Mais uma receita a ser usada como base para todas as variações que você consiga inventar.

3 colheres (sopa) de óleo de macadâmia

1/2 cebola em cubinhos

1 pimentão vermelho sem sementes, cortado em cubinhos

2 cebolinhas picadas

125g de champignons pequenos, fatiados

5 ovos

sal

pimenta-do-reino a gosto

60g queijo minas, cortado em cubinhos

Em uma caçarola, aqueça o óleo em fogo médio por 30 segundos. Acrescente os 4 primeiros ingredientes e refogue por 3 a 4 minutos em fogo médio ou até amaciar. Enquanto isso, com um batedor manual, bata os ovos com sal e pimenta em uma tigela. Despeje a mistura na frigideira e distribua uniformemente o queijo sobre ela. Retire do fogo e coloque no forno por 15 a 18 minutos ou até o centro da fritada se soltar ao sacudir a frigideira. Tire do forno e corra uma espátula de borracha ao longo das bordas da fritada para descolar. Coloque em uma travessa e deixe esfriar ligeiramente antes de servir.

Variações

Abobrinha e champignon: Basta cortar em cubos uma abobrinha pequena e 1/4 de xícara de champignons.

Hortaliças: Acrescente espinafre e rúcula.

OMELETE DE QUEIJO DE CABRA E RÚCULA

Porções: 2 *Carboidrato por porção: 4*

Esta servirá de base para todas as receitas de omelete. Você pode substituir o queijo de cabra e a rúcula por seus ingredientes favoritos, desde que constem da lista compatível.

4 ovos
2 colheres (sopa) de água
2 colheres (sopa) de creme de leite sem soro
sal
pimenta
1 colher (sopa) de queijo parmesão ralado
1 colher (sopa) de óleo de macadâmia
2 punhados grandes de folhas de rúcula, frescas
1/2 xícara de queijo de cabra, esmigalhado

Em uma tigela, bata todos os ingredientes, com exceção do queijo de cabra e da rúcula, até espumar. Aqueça bem o óleo em uma frigideira. Refogue as folhas por 1 minuto ou até murcharem. Despeje sobre as verduras a mistura de ovos e, quando esta começar a ficar firme, levante as bordas com a espátula, deixando a parte líquida penetrar sob a parte cozida. Prossiga o cozimento em fogo brando até os ovos estarem firmes, mas não muito. Antes de cozinharem demais, acrescente o queijo de cabra ou o outro ingrediente de sua escolha. Dobre a omelete ao meio antes de servir.

OVOS AO FORNO LAREDO

Porções: 4 *Carboidrato por porção: 4*

1 1/2 xícara de creme de leite sem soro
4 colheres (sopa) de queijo parmesão ralado na hora

óleo de macadâmia em spray

140g de lingüiça de porco apimentada, esmigalhada

1 colher (sopa) de óleo de macadâmia

1 cebola, cortada em fatias finas

1 pimentão verde, assado e sem pele, cortado em tiras finas

1 pimenta jalapeña, sem sementes, bem picada

1 dente de alho, bem picado

sal kosher*

10 ovos

250g de queijo amarelo

pimenta-do-reino moída na hora

Junte o creme e o queijo parmesão em uma tigela média, batendo até ficar espumante. Em uma frigideira grande, borrife um pouco de óleo e frite a lingüiça em fogo alto até dourar, por cerca de 4 minutos. Deixe descansar sobre papel toalha e escorra o excesso de gordura da frigideira. Acrescente a colher de sopa de óleo e aqueça. Junte ao óleo quente a cebola, o pimentão tostado, a pimenta jalapeña, o alho e o sal. Refogue em fogo médio até a cebola ficar transparente, por cerca de 5 minutos. Tire do fogo e acrescente a lingüiça, os ovos, o queijo e a pimenta-do-reino, misturando bem. Unte levemente com o spray de óleo de macadâmia uma assadeira de 25cm. Espalhe 1/3 do queijo ralado sobre o fundo da assadeira e derrame sobre ele a mistura de ovos, distribuindo por igual os ingredientes. Polvilhe a superfície com o restante do queijo e asse em forno preaquecido durante 60 minutos ou até um palito sair seco ao ser espetado na massa.

Como assar o pimentão: corte o pimentão em tiras, removendo as sementes; coloque sobre uma assadeira rasa forrada com papel-alumínio, deixando grelhar até ficar chamuscado, por cerca de oito minutos. Ao reti-

---

*Sal de cristais grandes e irregulares com alta capacidade de absorção de líquidos, produzido tradicionalmente por salinas em conformidade com a lei judaica. Semelhante ao sal grosso. (*N. do E.*)

rar do calor, envolva o pimentão com a folha de alumínio, deixando o vapor terminar o cozimento. Quando o pimentão esfriar o suficiente para ser manuseado, remova a pele. O método pode ser usado para assar qualquer tipo de pimentão ou pimenta. O tempo poderá ser um pouco maior ou menor, dependendo da variedade.

OVOS BENEDICT COM MOLHO HOLANDÊS AO CHIPOTLE

Porções: 8 *Carboidrato por porção, inclusive de molho: 5*

- Molho holandês ao Chipotle (receita a seguir)
- 8 ovos grandes, pochê
- 1 xícara de queijo Monterey Jack* esmigalhado, com pimenta
- 1 xícara de molho mexicano — sua marca favorita serve, desde que não contenha açúcar
- 8 colheres (chá) de creme de leite azedo

Sirva uma pequena porção do molho holandês em cada prato. Em seguida, coloque o ovo pochê no centro do prato, polvilhe-o com um pouco do queijo desmanchado e salpique cada ovo com um pouco mais de molho holandês. Decore com uma colherada de creme de leite.

PREPARAÇÃO DO MOLHO HOLANDÊS AO CHIPOTLE

Porção: 1 1/2 xícara *Carboidrato por porção: 5*

- 4 gemas grandes
- 2 colheres (sopa) de sumo de limão espremido na hora
- 1 xícara de manteiga derretida
- 1 colher (sopa) de coentro fresco e picadinho
- 4 colheres (sopa) de purê de pimenta chipotle em vinha d'alho.
- 1/4 de colher (chá) de sal

*Queijo tipo suiço, à base de leite integral. (*N. do E.*)

Bata as gemas em uma vasilha que possa ir ao banho-maria, juntando aos poucos o sumo de limão. Coloque em banho-maria sem deixar ferver. Vá acrescentando a manteiga, 1/3 de xícara de cada vez, batendo sempre até ficar homogênea; junte o coentro, batendo até misturar bem; junte a pimenta e depois o sal. Deixe cozinhar por 10 minutos ou até ficar espesso e a temperatura alcançar de 71° C, mexendo constantemente. Sirva imediatamente.

OVOS DE FORNO AOS DOIS QUEIJOS

Porções: 2 *Carboidrato por porção: 4*

1 colher (sopa) de óleo de macadâmia
1 cebolinha cortada fina
2 colheres (chá) de ervas frescas picadas (manjericão, orégano, o que estiver fresco na ocasião)
4 ovos grandes
30g de parmesão, ralado na hora
pimenta branca
sal

Despeje meia colher de sopa de óleo em duas tigelas refratárias. Distribua a cebolinha e as ervas entre os dois vasilhames. Quebre dois ovos em cada um, sobre as ervas e a cebola, polvilhando uniformemente com parmesão. Assar em forno preaquecido a 204° C por 8 a 10 minutos. Temperar com sal e pimenta e servir.

OVOS MEXIDOS À MEIER'S PATH

Porções: 4 *Carboidrato por porção: 2*

450g de lingüiça, sem pele e esmigalhada
3 colheres (sopa) de óleo de macadâmia

1 cebola pequena, bem picada
1 pimenta serrana, bem picada
6 ovos
60mL de creme de leite sem soro
1 colher (chá) de queijo parmesão ralado
sal kosher
1 xícara de queijo Monterey Jack, ralado na hora

Junte em uma frigideira de 25cm a lingüiça, o óleo, a cebola e a pimenta. Refogue em fogo médio durante 4 a 5 minutos, até a lingüiça estar cozida e a cebola, transparente. Retire do fogo e escorra o líquido. Em uma tigela de aço inoxidável bata as gemas com o creme de leite, 1 pitada de sal e queijo parmesão. Acrescente os ovos à mistura de lingüiça cozida na frigideira. Em fogo médio, mexa durante 2 minutos, até os ovos ficarem firmes. Sirva em pratos individuais, salpicando o queijo sobre cada porção.

OVOS MEXIDOS COM LEGUMES *SAUTÉ*

Porções: 2 — *Carboidrato por porção: isso dependerá do tipo de legumes ou da quantidade de queijo que você acrescentar. Conforme descrito aqui, 4.*

Esta será a base para todas as receitas de ovos mexidos. Para ela há tantas variações quantas sua imaginação consiga sonhar, usando os ingredientes das listas de alimentos. Divirta-se com as receitas e lembre-se de mudá-las com freqüência para não cansar.

2 colheres (sopa) de óleo de macadâmia (se você usar uma proteína como lingüiça ou bacon, talvez não precise, pois as carnes soltam óleo ao cozinhar; só use óleo com base vegetariana)
2 pontas de aspargos, sem pele e picadas
1/2 pimentão vermelho, sem sementes e picado

1/2 pimentão amarelo, sem sementes e picado
1/2 cebola pequena, cortada em cubinhos
4 ovos
30mL de água
60mL creme de leite sem soro
30g de queijo parmesão ralado
sal
pimenta-do-reino

Aqueça o óleo na frigideira em fogo médio. Refogue os legumes picados durante 5 minutos ou até ficarem macios. Bata os ovos, a água, o creme de leite e o parmesão na tigela até misturar bem. Então, acrescente a mistura à frigideira (se usar carne nessa receita, é recomendável retirar antes o excesso de gordura da frigideira). Mexendo, tempere com sal e pimenta-do-reino e deixe a mistura cozinhar até firmar, por cerca de 2 minutos.

PANQUECAS DE SOJA E MACADÂMIA

Porções: 4 *Carboidrato por porção de 4 panquecas: 6*

Elas podem ser preparadas de duas formas. A primeira é partindo do zero, como ilustrarei aqui. E a segunda é usando alguma das massas de panquecas de baixo teor de carboidrato disponíveis no mercado. A massa que considero mais saborosa no momento é a Low Carb Success, que pode ser encontrada em muitas sessões dietéticas de supermercados ou lojas de produtos naturais norte-americanos. Ou você poderá entrar em contato com o fabricante pelo endereço eletrônico www.lowcarbsuccess.org (conteúdo em inglês). Quando executar a receita, procure usar óleo de macadâmia, pois assim o prato ficará mais saboroso.

A outra forma, desde o começo, é feita assim:

1/2 xícara de farinha de soja ou proteína de soja
3 ovos
1/4 de xícara de água
1/4 de xícara de creme de leite sem soro
60g de nozes de macadâmia moídas
1/4 de colher (chá) de sal
óleo de macadâmia

Combine os seis primeiros ingredientes em uma tigela e misture cuidadosamente com um batedor manual, atentando para a massa não formar grumos. Unte com uma leve camada de óleo uma frigideira grande ou grelha. Quando o óleo estiver quente, coloque na grelha ou frigideira uma colherada da massa, fritando uniformemente os dois lados, por cerca de um minuto. Continue até o fim da massa.

Variação
Todos os tipos de nozes podem ser usados nessa receita: por exemplo, você também pode fazer panquecas de soja e noz de pecã.

PICADINHO DE VIANDADA

Porções: 4 *Carboidrato por porção: 5*

1 viandada bovina de 1,35kg
1 xícara de repolho cortado fino
1 picles de aneto
sal
pimenta-do-reino
2 colheres (sopa) de óleo de macadâmia
125g de queijo cheddar ralado

Coloque a carne em uma panela grande e cubra com água. Quando abrir fervura, deixe a panela tampada aferventar em fogo baixo durante cerca de três horas. Acrescente o repolho e deixe cozinhar devagar por mais 30 minutos. Retire a carne da panela e deixe esfriar até poder ser manipulada. Remova todo o excesso de gordura ou sebo. Escorra o repolho cozido e reserve. No liquidificador ou processador transforme em purê os picles de aneto. Corte em cubos a metade da carne, desfiando o restante. Em uma tigela grande misture os cubos de carne, os picles e o repolho. Tempere a gosto. Use uma frigideira grande para aquecer o óleo no fogo médio, acrescente a mistura e aperte-a com uma espátula. Frite até ficar crocante, virando os dois lados. Distribua as porções em quatro pratos, polvilhando com o queijo antes de servir.

PORCO DESFIADO À MODA DO CABO

Porções: 12 *Carboidrato por porção: 6*

2 colheres (sopa) de óleo de macadâmia
1 cebola pequena e picada
1 pimentão verde, picado
950mL de caldo de galinha de baixo teor de sódio
410g de tomate-cereja enlatado
450g de carne de porco desfiada
1 colher (chá) de pimenta
1/2 colher (chá) de sal
1/2 colher (chá) de cominho em pó
2 colheres (sopa) de coentro fresco picado
2 colheres (sopa) de sumo de limão espremido na hora
creme de leite azedo para guarnecer

Despeje o óleo em uma caçarola grande de fundo espesso. Refogue a cebola e o pimentão no óleo quente em fogo médio, durante 5 minutos. Junte o caldo de galinha e os cinco ingredientes seguintes e deixe abrir fervura. Diminua a chama e deixe aferventar, mexendo de vez em quando, por 20 minutos. Tire do fogo e acrescente o coentro e o sumo de limão. Sirva em tigela, guarnecido com uma colherada de creme de leite azedo.

QUICHE CONSCIENCE POINT

Porções: 6 *Carboidrato por porção: 6*

2 colheres (sopa) de óleo de macadâmia
óleo de macadâmia em spray
4 cebolinhas cortadas finas
375g de carne de caranguejo fresca
1 colher (chá) de casca de limão ralado
1/2 colher (chá) de Old Bay Seasoning*
1/8 de colher (chá) de páprica em pó
1 xícara de creme de leite sem soro
3 ovos grandes
1/2 colher (chá) de pimenta-do-reino
1/2 colher (chá) de sal
185g de queijo parmesão ralado

Esta é uma variação da receita Quiche Florentino (a seguir) e se prepara exatamente da mesma forma, exceto que na frigideira grande são colocados os cinco primeiros ingredientes no óleo quente e refogados por 2 a 3 minutos. A partir daí, siga exatamente a próxima receita.

QUICHE FLORENTINO

Porções: 6 *Carboidrato por porção: 6*

2 colheres (sopa) de óleo de macadâmia
óleo de macadâmia em spray
250g champignons frescos, picados
1 pimentão vermelho assado e picado
1 xícara de creme de leite sem soro
3 ovos grandes

*Tempero pronto de ervas e especiarias ideal para receitas com frutos do mar. (*N. do E.*)

$^1/_2$ colher (chá) de manjericão fresco picado
$^1/_2$ colher (chá) de salsinha fresca picada
$^1/_2$ colher (chá) de orégano
$^1/_2$ colher (chá) de pimenta-do-reino
$^1/_2$ colher (chá) de sal
$^1/_8$ de colher (chá) de páprica em pó
1 xícara de espinafre fresco picado
185g de queijo suíço ralado

Aqueça o óleo em uma frigideira grande em fogo médio. Acrescente os champignons e o pimentão e refogue por oito minutos ou até ficarem macios. Bata juntos o creme e os sete ingredientes seguintes em uma tigela grande. Junte e misture os champignons, o espinafre e o queijo. Despeje em uma forma de torta de 22cm de diâmetro, previamente untada com óleo de macadâmia. Coloque na prateleira mais baixa do forno aquecido a 205° C durante 40 minutos ou até ficar pronto. Deixe repousar por 10 minutos, depois remova da assadeira para uma travessa de servir. Alternativamente, se quiser dar um toque sofisticado, coloque a mistura em uma forma de torta desmontável untada, que será colocada dentro de outra forma com 3cm de água para preparo em banho-maria. Asse por 60 minutos a 190° C. Tire do forno e deixe esfriar por 10 minutos antes de colocar na travessa e servir.

SALADA FEIRA-LIVRE

Porções: 8 *Carboidrato por porção: 6*

370g de verduras orgânicas mistas
2 abacates grandes, picados
1 pepino grande, sem casca e cortado em fatias
$^1/_2$ xícara de amêndoas fatiadas e torradas
125g de queijo feta esmigalhado

1/2 colher (chá) de manjericão fresco picado
sal a gosto
pimenta-do-reino a gosto

Combine todos os ingredientes em uma tigela grande, salpicando pimenta e sal a gosto. Tempere com seu molho de salada predileto pobre em carboidrato. Para outras opções, ver seção de molhos de salada deste livro.

TORTA MATINAL WAINSCOTT

Porções: 8 *Carboidrato por porção: 6*

Para o pesto:
1 1/2 xícara de folhas frescas de manjericão
2 dentes de alho
1/4 xícara de pinhões
3/4 de xícara de óleo de macadâmia

6 ovos grandes
1 colher (chá) de alho em pó
1 colher (chá) de orégano fresco picado
1 colher (chá) de manjericão fresco picado
1 colher (chá) de tomilho fresco picado
1 cebola pequena, cortada em cubos
1 xícara de parmesão ralado
370g de fundos de alcachofra, cortados em 4

Misture no processador de alimentos todos os ingredientes do pesto, exceto o óleo, até a mistura formar um purê espesso. Acrescente aos poucos o óleo, até dar à mistura a consistência de manteiga cremosa. Reserve. Unte uma forma com óleo de macadâmia em spray. Em uma tigela grande, bata os ovos com o alho em pó e as ervas frescas. Acrescente o pesto, misturando uniformemente. Reduza a velocidade do processador e acrescente a cebola e o queijo parmesão. Junte à massa os pedaços previamente escorridos de fundo de alcachofra e despeje a mistura na assadeira untada. Nivele a massa com espátula e deixe assar no forno preaquecido a 204° C até dourar levemente a superfície, por cerca de 45 minutos.

VITAMINA MATINAL DE MORANGO

Porção: 1 *Carboidrato por porção: 6*

2 morangos maduros, cortados em pedaços pequenos
60g de creme de leite sem soro
240mL de água
1 colher (sopa) de farinha de soja ou soro de leite em pó (sem açúcar)
gelo
1 colher (sopa) de óleo de macadâmia

Bata no liquidificador todos os ingredientes. Eu acrescento óleo de macadâmia à receita porque uma colherada diária faz bem à saúde. É assim que os pacientes cardíacos australianos usam esse óleo para baixar o colesterol. Talvez você prefira não acrescentá-lo, mas ele deixa a bebida mais saborosa e aveludada.

Variação

Para tornar a vitamina um pouco mais espessa, você pode acrescentar uma colher de manteiga de amendoim, o que aumentará em dois pontos a contagem de carboidrato por porção.

Almoço

ASPARGOS À MODA COLONIAL

Porções: 4 *Carboidrato por porção: 5*

60g de aspargos sem pele e aparados
6 colheres (sopa) de manteiga
2 colheres (sopa) de óleo de macadâmia
4 ovos
sal marinho
pimenta branca moída na hora
8 fatias finas de presunto defumado
225g de queijo parmesão em fatias

Cozinhe os aspargos no vapor até ficarem macios, porém firmes, por 3 a 4 minutos. Imediatamente retire da água, mergulhe em um banho gelado para interromper o processo de cozimento e escorra. Derreta a manteiga em uma frigideira pequena em fogo brando. Em uma frigideira grande, com óleo bem quente e em fogo médio, frite os ovos, mexendo com sal e pimenta até as claras ficarem firmes, por cerca de 5 minutos. Distribua os aspargos entre quatro pratos e cubra com o presunto, a manteiga derretida, os ovos e algumas fatias do queijo.

ATUM COM QUEIJO DERRETIDO TEX MEX

Porções: 4 *Carboidrato por porção: 2*

Este prato impressiona porque você vai prepará-lo com atum fresco, não em lata.

4 filés de atum fresco (125g cada)
óleo de macadâmia em spray
2 talos de aipo, limpos e cortados na diagonal
1/2 colher (chá) de pimenta chipotle em pó
1/2 colher (chá) de chilli em pó
3 colheres (sopa) de maconese (ver receita na página 266)
2 colheres (sopa) de mostarda de Dijon
2 colheres (sopa) de sumo de limão
pimenta-do-reino
sal
4 fatias de queijo suíço (30g)

Borrife os filés de atum com óleo e deixe grelhar em um grill aquecido, cerca de 4 minutos por lado ou até o ponto desejado. Dependendo dos convidados, você talvez precise fazer saladas de atum individuais. Misture o aipo, a maconese, a chipotle e o chilli, a mostarda e o sumo de limão. Acrescente na mistura os filés de peixe esmigalhados. Tempere com sal e pimenta a gosto. Divida em quatro porções e coloque em uma assadeira rasa forrada de papel-alumínio. Sobre cada montinho de salada de atum ponha uma fatia de queijo. Deixe assar a 15cm do fogo por 5 minutos ou até o queijo derreter.

Variações
Pode-se usar atum em conserva, se no dia não houver peixe fresco no mercado. Outra variação é salmão com queijo derretido, sendo o prato preparado do mesmo modo. Você poderá usar o salmão fresco (preferencial) ou em lata.

CAÇAROLA DE PRESUNTO HEDGES LANE

Porções: 6 *Carboidrato por porção: 7*

1 couve-flor média
5 colheres (sopa) de manteiga
1 xícara de creme de leite batido sem soro

125g de queijo cheddar esmigalhado
1/2 xícara de creme de leite azedo
2 xícaras de presunto cozido cortado em cubos
1 xícara de cogumelos, de sua preferência, em fatias
1 xícara de queijo parmesão, ralado

Corte a couve-flor em pequenos buquês e cozinhe em água e sal por 10 minutos ou até ficar macia; escorra e reserve. Derreta 4 colheres da manteiga em uma panela média em fogo médio. Não deixe queimar. Aos poucos, acrescente o creme batido, mexendo constantemente até a mistura começar a reduzir e engrossar ligeiramente. Acrescente o queijo cheddar e o creme de leite azedo, mexendo até o queijo derreter, mas sem deixar que a mistura ferva. A esse molho de queijo some a couve-flor, o presunto e os cogumelos. Despeje a mistura em uma assadeira de 2L. Polvilhe o parmesão por igual sobre a superfície. Salpique a manteiga restante sobre o parmesão. Asse sem tampar, em forno preaquecido a 175° C, por 45 minutos.

CACHORRO-QUENTE NORTH OF THE HIGHWAY

Porções: 4 *Carboidrato por porção: 2*

4 salsichas de cachorro-quente, de preferência sem conservantes
1/4 de xícara de maconese (ver receita na página 266)
1/4 de xícara de mostarda
4 folhas de alface
4 rodelas de cebola

Abra as salsichas ao comprido, sem separar as metades. Coloque-as na frigideira com o lado interno para baixo e deixe dourar cada lado por cerca de 2 minutos. Escorra a gordura em uma toalha de papel. Misture a maconese e a mostarda. Abra as folhas de alface e coloque uma salsicha em cada. Distribua a mistura de maconese a colheradas sobre cada salsicha e decore com rodelas de cebola.

CACHORRO-QUENTE PECONICA

Porções: 8 *Carboidrato por porção: 4*

8 salsichas de cachorro-quente, de preferência orgânicas e sem conservantes
125g de queijo cheddar, esmigalhado
1/2 xícara de molho salsa*
1 xícara de alface americana cortada bem fina
creme de leite azedo, opcional
guacamole, opcional

Ferva as salsichas em água por 5 minutos. Ponha o queijo e o molho em uma vasilha de vidro e coloque no microondas com temperatura alta durante um minuto ou até ficar completamente aquecido, mexendo uma vez. Abra as salsichas ao comprido e arrume-as com as metades internas viradas para baixo em um prato de servir. Espalhe a mistura aquecida sobre as salsichas e cubra por igual com a alface cortada e, se preferir, com o creme de leite azedo e o guacamole.

CALDEIRADA DE CAMARÃO E ALCACHOFRA

Porções: 8 *Carboidrato por porção: 8*

3 colheres (sopa) de óleo de macadâmia
1 cebola pequena, cortada fina
2 dentes de alho, fatiados
3 talos de aipo, sem nervuras e cortados em cubos na diagonal
185g de fundos de alcachofra
700mL de caldo de galinha, baixo teor de sódio, orgânico
1 colher (chá) de tomilho desidratado
1 folha de louro

---

*Molho cremoso à base de tomate, cebola, alho, majericão, pimenta, sal e azeite de oliva. Tradicional da culinária mexicana. (*N. do E.*)

1 colher (chá) de pimenta vermelha
125g de creme de leite sem soro
sal kosher
pimenta-do-reino
2 colheres (sopa) de purê de couve-flor
450g de camarões pequenos crus
1/2 xícara de coentro picado para decorar

Em uma panela grande, aqueça o óleo e acrescente a cebola, o alho, o aipo e os fundos de alcachofra, refogando por 5 minutos até a cebola ficar transparente. Gradualmente, vá despejando o caldo e deixe ferver em fogo brando. Acrescente todos os outros ingredientes, exceto o camarão e as folhas de coentro e cozinhe em fogo brando por 1 hora, deixando reduzir. Junte uma colher de purê de couve-flor para engrossar e deixe aferventar por mais 30 minutos. Se a espessura ainda não estiver satisfatória, acrescente mais uma colher de purê de couve-flor ou deixe reduzir por mais 30 minutos. Finalmente, acrescente os camarões e deixe cozinhar por 10 minutos. Decore com folhas de coentro e sirva.

CHEESEBURGUER DE QUEIJO DE CABRA E CHAMPIGNON

Porções: 4 *Carboidrato por porção: 3*

450g de acém moído (85% magro) — qualquer carne menos gordurosa deixará o hambúrguer mais seco
sal kosher
pimenta-do-reino moída na hora
3 colheres (sopa) de cebolinha cortada fina, só a parte branca
1 colher (sopa) de gengibre fresco ralado
1 xícara de queijo gorgonzola esmigalhado
2 colheres (sopa) de óleo de macadâmia
1/2 xícara de cebola picada

1 dente de alho, cortado fino
340g de champignons picados
folhas de espinafre, cruas

Em uma tigela de aço inoxidável junte os cinco primeiros ingredientes (até o queijo), misturando bem. Faça com a mistura 8 bifes de hambúrguer. Recheie quatro dos bifes com porções idênticas de queijo, depois coloque no refrigerador. Enquanto isso, esquente o óleo na frigideira pequena, acrescentando alho e cebola e refogando por 5 minutos. Acrescente os champignons e deixe cozinhar por 7 minutos ou até eles começarem a formar caldo. Escorra, retire os hambúrgueres do refrigerador, distribua igualmente entre os quatro a mistura de champignons, cebola e alho e depois cubra com os outros quatro bifes. Feche as laterais apertando com os dedos e ponha de volta no refrigerador. Em uma chapa preaquecida a temperatura média, frite por 3 a 4 minutos de cada lado, até ficar ao ponto ou atingir o grau de cozimento desejado. Servir sobre uma camada de folhas de espinafre.

CHEESECAKE ACABONAC

Porções: 12 *Carboidrato por porção: 6*

1/2 xícara de tomates secos ao óleo, fatiados
500g de queijo cremoso, derretido
3 ovos grandes
185g de queijo suíço, fatiado
3 cebolinhas, picadas
1/2 colher (chá) de sal
1/2 colher (chá) de pimenta-do-reino
1/4 de colher (chá) de pimenta vermelha em pó
óleo de macadâmia em spray
1 3/4 de xícara de creme de leite azedo

Escorra bem os tomates, apertando-os entre toalhas de papel, e reserve. Bata o queijo cremoso na batedeira elétrica à velocidade média por 2 a 3 minutos ou até ficar leve e fofinho. Adicione os ovos, um de cada vez, batendo bem após cada adição. Acrescente os tomates, o queijo suíço, a cebola, o sal, a pimenta-do-reino e a pimenta vermelha, mexendo bem. Despeje em uma forma de torta de aro removível, forrada com papel impermeável borrifado de óleo em spray. Deixe assar na prateleira de baixo do forno preaquecido a 175° C, durante 35 a 40 minutos ou até um palito sair seco ao ser espetado na massa. Retire do forno e espalhe o creme de leite uniformemente na superfície. Deixe esfriar em local arejado por 20 minutos, cubra e leve à geladeira por 8 horas. Coloque o cheesecake no prato de servir, remova a forma, retire o papel encerado e sirva.

CHURRASQUINHO DE FRANGO À MODA DE QUOGUE

Porções: 4 *Carboidrato por porção: 6*

4 metades de peito de frango sem pele e sem osso
1/2 xícara de óleo de macadâmia
2 colher (sopa) de molho de soja light
1 colher (chá) de gengibre em pó
1 colher (chá) de alho em pó
8 espetos de metal ou palitos de churrasco de 20cm
8 cebolas pequenas
8 champignons grandes
1 pimentão verde, cortado em pedaços de 2,5cm

Corte o frango em pedaços de 2,5 x 1cm. Misture o óleo e os três ingredientes seguintes, reservando 1/4 de xícara da mistura para regar a carne. Coloque em um prato raso o restante da marinada com os pedacinhos de frango. Cubra e deixe na geladeira por, no mínimo, 2 horas, virando de vez em quando. Deixe os palitos de churrasco de molho na água por 30 minutos para evitar que peguem fogo. Retire o frango da marinada e dispense o líquido. Arrume nos espetos a carne e os legumes. Ponha a grelhar em grill preaquecido, no calor médio, tampado, por 15 a 20 minutos, virando de vez em quando e regando com a marinada reservada.

GUACAMOLE AO BAIXO EAST SIDE

Porções: 4 *Carboidrato por porção: 5*

sumo de 1 limão espremido na hora
sal
1 dente de alho, cortado fino
2 abacates médios, descascados
1 xícara de folhas de manjericão, picadas
$1/4$ de xícara de cebolinha, cortada fina
2 pés de endívia
creme de leite azedo, opcional

Em uma tigela média, misture o sumo de limão, o sal e o alho. Junte o abacate e esmague ligeiramente com um garfo. Acrescente o manjericão e a cebolinha e misture. Separe as folhas de endívia e arrume 4 em cada prato. Sirva o guacamole às colheradas dentro de cada folha. Enfeite com uma colherada de creme de leite azedo, se desejar.

HAMBÚRGUER RECHEADO À HALSEY

Porções: 4 *Carboidrato por porção: 2*

450g de acém moído (85% magro) — qualquer carne menos gordurosa deixará o hambúrguer mais seco
sal kosher
pimenta-do-reino moída na hora
cebolinha cortada fina, só a parte branca
2 colheres (sopa) de salsinha, cortada fina

1 colher (sopa) de vinagre de arroz
1 xícara de queijo gorgonzola esmigalhado
folhas de espinafre, cruas

Em uma tigela de aço inoxidável junte todos os ingredientes, menos o queijo e o espinafre, misturando bem. Faça com a mistura 8 hambúrgueres. Coloque sobre quatro deles porções iguais de queijo e depois cubra-os com os quatro hambúrgueres restantes. Feche as laterais apertando com os dedos e ponha de volta no refrigerador. No grill pré-aquecido em temperatura média, grelhar por 3 a 4 minutos de cada lado, até ficar ao ponto ou atingir o grau de cozimento desejado. Servir sobre uma camada de folhas de espinafre.

LOMBINHO DE PORCO COM PECÃ E BACON

Porções: 8 *Carboidrato por porção: 1*

4 colheres (sopa) de óleo de macadâmia
350g de seus cogumelos favoritos, em fatias
1 cebola pequena, picada
1/4 de xícara de nozes pecãs, torradas
2 lombinhos de porco (340g cada), de 1cm de espessura
1 colher (chá) de sal
1 colher (chá) de pimenta-do-reino moída na hora
8 fatias grossas de bacon
óleo de macadâmia em spray
1 colher (chá) de pimenta-do-reino moída na hora

Aqueça o óleo em uma frigideira grande em fogo médio, acrescente os cogumelos e a cebola, salteando por 8 a 10 minutos ou até amaciar. Misture as pecãs e reserve. Achate os lombinhos até a espessura de 1cm ou peça ao açougueiro que o faça. Para fazê-lo você precisará de um rolo de pastel ou martelo de carne. Depois de achatados, salpique sobre eles sal e pimenta moída. Espalhe a mistura de cogumelos por igual em um dos lados do lombinho, deixando livre uma borda de 1cm. Enrole a carne como um rocambole, começando pela ponta longa; envolva cada lombinho em quatro fatias de bacon. Fixe as pontas com palitos e coloque em uma grelha levemente untada, em assadeira rasa, com o lado dos palitos para baixo. Esfregue na carne a pimenta moída. Deixe assar sem tampar por 15 minutos, em forno preaquecido a 230° C. Reduza a temperatura para 204° C e asse por mais 15 minutos.

OVOS TOWN LINE

Porções: 4 *Carboidrato por porção: 6*

1 xícara de bico-de-galo (ver receita a seguir)
12 ovos cozidos firmes, cortados ao meio
1/2 xícara de creme de leite azedo
molho de pimenta, a gosto
sal marinho
pimenta-do-reino moída na hora
1 1/2 xícara de guacamole
2 colheres (sopa) de pimentão vermelho fresco, em cubinhos
2 colheres (sopa) de pimentão amarelo fresco, em cubinhos
folhas de coentro picadas na hora para guarnecer

Deixe o bico-de-galo escorrer na geladeira durante 1 hora para poder trabalhar com produtos secos. Retire as gemas cozidas de 6 ovos e acrescente ao bico; mexa com a mão em uma tigela pequena de aço inoxidável. Junte à mistura o creme azedo e tempere a gosto com o molho de pimenta, o sal e a pimenta-do-reino. Recheie 12 metades de ovos com a mistura. As 6 gemas restantes devem ser picadas e misturadas ao guacamole, receita que você encontra nesta seção com a receita de Sag Taco. Junte a essa mistura os pimentões e tempere a gosto com mais sal e pimenta-do-reino. Recheie com a mistura as 12 metades de ovos restantes. Reparta os ovos em quatro pratos, enfeitando com uma collherada de creme de leite azedo e coentro picado.

PREPARAÇÃO DO BICO-DE-GALO

Porções: 16 *Carboidrato por porção: 2*

Como prefiro o meu apimentado, uso pimenta ancho, mas você não precisa usar pimentas. Para obter um molho mais suave, basta eliminar este ingrediente. A receita pode ser usada para qualquer prato que peça o bico-de-galo.

8 pimentas ancho, sem sementes e sem nervuras
2 tomates maduros, sem sementes e bem picados
1 cebola média, bem picada
4 dentes de alho, em cubinhos
3/4 de xícara de óleo de macadâmia
1/4 de xícara de vinagre de vinho tinto
1/4 de xícara de pimentão verde
1 colher (chá) de orégano fresco picado
1 molho grande de coentro, picado fininho
1/2 xícara de sumo de limão espremido na hora

Torre as pimentas no óleo em uma frigideira de ferro, no fogo médio, por 5 minutos, tempo suficiente para a pele abrir bolhas. Corte-as em pedacinhos, que ficarão de molho por alguns minutos em água quente, em uma tigelinha; escorra. Misture os pedaços de pimenta, os tomates, a cebola, o alho e o vinagre em uma tigela média de inox. Misture bem e deixe marinando durante 2 horas, à temperatura ambiente. Em um processador de alimentos bata todos os ingredientes a serem picados. Depois acrescente, um por um, o pimentão, o orégano, o coentro e o sumo de limão, até ficar tudo bem misturado.

PERNIL DEFUMADO NORTHWEST

Porções: 8 *Carboidrato por porção: 0*

Este prato inclui defumar a carne e requer muito tempo de preparo, mas é um churrasco elegante e nada rotineiro. É necessário usar um defumador.

2 xícaras de mostarda pronta
3/4 de xícara de vinagre de vinho branco
1 colher (sopa) de molho de pimenta
2 colheres (sopa) de óleo de macadâmia
1 pernil de 2,5 a 3kg
5 dentes de alho, picados
2 colheres (sopa) de sal
1 colher (sopa) de pimenta-do-reino

Em uma panela grande, em fogo brando, ponha a cozinhar a mostarda, o vinagre, o molho de pimenta e o óleo, mexendo constantemente, por 20 minutos. Tire do fogo e reserve. Faça vários cortes profundos na carne. Misture o alho, o sal e a pimenta e esfregue no pernil. Antes disso, normalmente esfrego óleo de macadâmia para a carne ficar úmida e os temperos aderirem bem, tornando o prato bastante picante. Prepare o defumador e deixe o fogo queimar por cerca de 15 a 20 minutos. Despeje sobre o assado uma xícara da mistura de mostarda e deixe defumar coberto com a tampa por 6 a 7 horas. Retire o assado do defumador e deixe esfriar ligeiramente. Corte em pedaços e sirva com o restante do molho de mostarda.

PERU COM ALFACE E BACON

Porções: 6 *Carboidrato por porção: 2*

275g de mussarela fresca, cortada em pedaços de 1cm
1 xícara de molho de óleo de macadâmia e vinagre tinto
1/2 xícara de azeitonas pretas, sem caroço, cortadas ao meio

2 cebolas brancas em fatias

2 colheres (sopa) de manjericão fresco picado

1 colher (sopa) de tomilho fresco picado

1/4 de colher (chá) de pimenta-do-reino

6 folhas grandes de alface romana, da parte externa

450g de peito de peru fresco, em fatias finas

10 fatias de bacon torradas e trituradas

3 xícaras de alface romana picada

Junte a mussarela e o molho em um recipiente ou saco de plástico de fecho hermético, feche e deixe na geladeira por 1 hora. Misture as azeitonas, os 4 ingredientes seguintes e a mussarela e revire a mistura. Deixe descansar por 20 minutos. Coloque as folhas grandes de alface nos pratos e distribua sobre elas as fatias de peru. Divida a mistura entre os "barquinhos" de alface e peru e salpique-os com o bacon e a alface picada.

ROLINHOS DE PERU E QUEIJO SUÍÇO

Carboidrato por porção: 1

Esta é uma receita fácil de preparar e levar para o almoço no trabalho ou mandar no lanche das crianças. Pegue uma fatia de peito de peru cozido, espalhe mostarda sobre ela, coloque por cima uma fatia de queijo suíço e faça um rolinho. Se for para levar em viagem, prenda tudo com um palito. Se quiser um efeito crocante, enrole também uma folha de alface. Qualquer tipo de frios e queijos funciona bem nesta receita.

ROLINHOS DE ROSBIFE COM CREME DE MOSTARDA E RAIZ-FORTE À BRENT

Porções: 6 *Carboidrato por porção: 7*

2 colheres (sopa) de óleo de macadâmia

1 cebola média, cortada ao meio e fatiada

1 pimentão amarelo, cortado ao meio e fatiado
6 folhas de alface romana
creme de mostarda e raiz-forte (ver a próxima receita)
450g de rosbife em fatias finas

Em uma frigideira grande, aqueça o molho e refogue a cebola e o pimentão em fogo médio por 2 minutos ou até amaciar. Coloque uma folha grande de alface em cada prato, espalhando sobre ela o creme de mostarda e a raiz-forte. Em seguida, coloque as fatias da carne. Distribua por igual entre os pratos a mistura de pimentão e cebola, colocando-a sobre a alface e a carne e decorando com o restante da mostarda.

PREPARAÇÃO DO CREME DE MOSTARDA E RAIZ-FORTE

Porção: 1 xícara

1 xícara de creme de leite azedo ou crème fraiche
3 colheres (sopa) de raiz-forte
1 colher (chá) de mostarda em pó
1/4 de colher (chá) de casca de limão ralada

Misture todos os ingredientes em uma tigela pequena. Deixe na geladeira até a hora de servir.

ROLINHOS DE ROSBIFE E PROVOLONE

450g de rosbife em fatias finas
4 fatias de queijo provolone
raiz-forte
sal e pimenta a gosto

Em uma forma rasa, divida as fatias de rosbife em quatro porções iguais. Coloque uma fatia de provolone sobre cada camada de rosbife e espalhe sobre ela a raiz-forte. Borrife com sal e pimenta. Enrole e prenda com palitos deixados de molho água por 30 minutos. Antes de servir, ponha no forno preaquecido a 190° C, até o queijo derreter, por 5 a 8 minutos.

SALADA DE CAMARÃO LONG BEACH

Porções: 6 *Carboidrato por porção: 4*

2 colheres (sopa) de semente de mostarda
2 colheres (sopa) de óleo de macadâmia
1/2 pimentão vermelho sem sementes e nervuras, cortado em cubos pequenos
1/2 xícara de salsinha fresca picada
2 colheres (sopa) de mostarda de Dijon
1/4 de xícara de maconese (ver receita na página 266)
1/2 xícara creme de leite azedo
1 colher (sopa) de sumo de limão espremido na hora
1 colher (sopa) de estragão fresco, cortado fino
450g de camarões pequenos cozidos
sal marinho
pimenta branca moída na hora
5 pés de endívia

Em uma frigideira pequena, em fogo médio, aqueça as sementes de mostarda até pipocarem. Deixe esfriar e misture bem com o pimentão, a salsinha, a mostarda, a maconese, o creme azedo, o suco de limão e o estragão. Acrescente o camarão, mexendo devagar. Tempere com sal e pimenta a gosto. Separe as folhas da endívia, selecionando as 36 mais bonitas. Coloque uma colher de sopa da mistura sobre cada folha, arrumando-as nos pratos, sendo 6 em cada prato. Antes de servir, salpique mais um pouco de estragão.

SALADA DE CARNE ASSADA

Porções: 8 *Carboidrato por porção: 3*

Esta receita pede algum tempo de preparo prévio.

4 bifes de costela de 250g
sal
pimenta-do-reino a gosto
1 colher (chá) de tomilho fresco
1 colher (chá) de manjericão fresco picado
2 colheres (chá) de cominho em pó
óleo de macadâmia em spray
3 pés de alface romana, só o miolo
molho de salada (ver receita a seguir)
1 cebola roxa média, cortada em anéis finos

Tempere a carne com sal e pimenta. Ponha em um pratinho o tomilho, o manjericão e o cominho. Borrife a carne com uma leve camada de óleo de macadâmia e passe os pedaços na mistura de temperos. Deixe curtir por no mínimo 2 horas ou até 24 horas, se preferir.

Num grill preaquecido, asse os bifes até o ponto desejado e mantenha-os aquecidos. Distribua as folhas de alface nos oito pratos. Tempere cada salada individualmente, arrumando sobre ela a carne cortada em fatias finas.

Antes de servir, coloque em cima de cada bife duas fatias de cebola roxa, mais uma colherada do molho e um pouco de salada.

PREPARAÇÃO DO MOLHO DE SALADA

1/2 xícara de maconese (ver receita na página 266)
1 cebolinha verde, só a parte branca, cortada fina
1 dente de alho, cortado fino
2 colheres (sopa) de salsinha fresca, cortada fina

1 xícara de creme batido sem soro
2 colheres (chá) de sumo de limão siciliano
2 colheres (chá) de vinagre branco
250g de queijo gorgonzola, desmanchado
sal
pimenta

Em uma tigelinha misture bem todos os ingredientes. Pode ser feito com 48 horas de antecedência.

SALADA DE FRANGO À MODA CHIHUAHUA

Porções: 6 *Carboidrato por porção: 6*

óleo de macadâmia em spray
4 pimentões vermelhos assados
2 xícaras de frango cozido cortado em pedaços
250g de queijo cremoso, derretido
1/4 de xícara de azeitonas pretas picadas
1/2 cebola pequena, cortada em cubos pequenos
125g de pimenta verde picada
2 colheres (sopa) de coentro fresco picado
1/2 colher (chá) de pimenta-do-reino
1/4 de xícara de pinhões torrados
folhas grandes de alface americana

Para assar os pimentões, aplique sobre eles uma generosa camada de óleo de macadâmia. Preaqueça o forno para assar e coloque os pimentões para dourar por 1 a 2 minutos de cada lado. Se ficarem queimados por fora, não faz mal. Retire-os do forno e tire sua pele. Um procedimento alternativo, para quem não usa dourador, é colocar os pimentões durante 15 minutos em forno aquecido a 175° C, virando-os uma vez.

Corte em pedaços os pimentões assados. Em uma tigela grande misture-os com o frango e os 6 ingredientes seguintes. Cubra e ponha na geladeira por 2 horas. Adicione à mistura os pinhões, distribua por igual nas folhas de alface. Se preferir, dobre-as e prenda com um palito.

SALADA DE OVOS COM MACONESE

Porções: 2 *Carboidrato por porção: 2*

Esta é simplesmente a salada de ovos que todos conhecemos; mas em vez de usar maionese comum, use maconese.

4 ovos cozidos firmes, bem picados
1 colher (sopa) de maconese (ver receita na página 266)
sal
pimenta-do-reino
1 colher (chá) de raiz-forte
1/2 colher (chá) de pimenta vermelha amassada
1/4 de cebola, cortada a pluma
1 talo de aipo, cortado em cubos pequenos
1 colher (chá) de mostarda de Dijon

Misture todos os ingredientes em uma tigela de aço inoxidável até ficarem bem misturados. Tempere a gosto.

Variações

Em vez de ovos, use atum, enlatado para as crianças ou fresco para você; salmão, enlatado ou fresco, de preferência que não seja de cativeiro; ou peito de frango cozido (o peito de frango grelhado que sobrou do churrasco da noite anterior funciona muito bem nesta receita).

SALADA SAG TACO

Porções: 6 *Carboidrato por porção: 5*

4 colheres (sopa) de óleo de macadâmia
450g de carne moída

1 cebola pequena, picada
1 dente de alho, cortado fino
1 colher (sopa) de tempero para fajitas*
370g de molho verde
1/2 pé de alface americana, cortada fina
guacamole (ver receita)
creme de leite azedo, opcional

Em uma frigideira grande aqueça em fogo médio metade do óleo de macadâmia. Refogue nele a carne moída mexendo até que mude de cor, cerca de 8 minutos. Escorra, deixe secar em toalhas de papel e reserve. Na mesma frigideira aqueça o restante do óleo, acrescente a cebola e o alho, dourando por um minuto. Devolva a carne à frigideira; acrescente o tempero para fajitas e metade do molho verde. Deixe cozinhar em fogo médio por três minutos ou até estar inteiramente aquecido e o líquido ter evaporado. Distribua em seis pratos a alface, colocando sobre ela a carne moída; reparta por igual o guacamole, colocando-o sobre a carne e guarnecendo o prato com o restante do molho verde e uma colherada de creme de leite, se desejar.

PREPARAÇÃO DO GUACAMOLE

Porções: 1 1/2 xícara *Carboidrato por porção: 5*

2 abacates
2 cebolinhas, cortadas bem finas
1 cebola pequena, cortada bem fina
1/2 colher (chá) de sal
1/2 colher (chá) de coentro picado
1/2 colher (chá) de pimenta chilli em pó
1 colher (sopa) de sumo de limão Taiti

*Tempero à base de tomate e pimenta utilizado no preparo de tortilhas recheadas (fajitas) típicas da culinária mexicana. Disponível no mercado nacional, pronto, em pó. (*N. do E.*)

Em uma tigela pequena, amasse o abacate até ficar homogêneo, acrescente os demais ingredientes e misture bem.

SANDUBA DO SUDOESTE

Esta receita é idêntica à de peru com alface e bacon (ver página 182), a diferença é que você substitui o manjericão e o tomilho por uma colher de chá de pimenta chipotle em pó e uma colher de chá de molho de pimenta. O modo de preparar e a contagem de carboidrato por porção são iguais.

SOPA FRIA DE ASPARGOS COM CRÈME FRAÎCHE

Porções: 6 *Carboidrato por porção: 6*

- 730g de aspargos sem pele e aparados
- 2 alhos-porós, só a parte branca e verde-clara, em fatias muito finas
- 4 colheres (sopa) de óleo de macadâmia
- 2 colheres (sopa) de vinagre de vinho branco
- sal
- pimenta-do-reino moída na hora, bem grossa
- 3 1/2 xícaras de caldo de legumes ou de frango
- crème fraîche para guarnecer
- 3 cebolinhas, cortadas bem finas para guarnecer

Coloque os aspargos e o alho-poró em uma assadeira grande. Acrescente o óleo, o vinagre, o sal e a pimenta a gosto. Misture bem. Asse em fogo preaquecido a 220°C, virando de vez em quando até o aspargo ficar macio, por cerca de 15 minutos. Deixe esfriar e coloque em um processador de alimentos. Vá acrescentando aos poucos o caldo para formar um purê homogêneo. Passe por uma peneira fina. Deixe gelar uniformemente e enfeite com um pouco de crème fraîche e cebolinha.

PREPARAÇÃO DO CRÈME FRAÎCHE

$1/2$ xícara de creme de leite fresco
1 colher (chá) de sumo de limão espremido na hora

Em uma tigelinha de aço inoxidável, junte e bata o creme de leite e o suco do limão.

SOPA ORIENTAL DE FRANGO

Porções: 6 *Carboidrato por porção: 3*

6 xícaras de caldo de galinha sem gordura e com baixo teor de sódio
1 ovo grande levemente batido
1 colher (sopa) de molho de soja light, sem açúcar
2 cebolinhas picadas, só a parte verde
185g de cogumelos, picados
2 xícaras de espinafre fresco
730g de peito de frango cozido e desossado

Deixe o caldo levantar fervura em uma panela grande de fundo espesso; baixe o fogo imediatamente e deixe aferventando. Junte o ovo batido, mexendo constantemente para formar filamentos rendilhados. Retire do fogo imediatamente. Deixe descansar por um minuto. Acrescente o molho de soja, a cebolinha e os cogumelos. Coloque porções de espinafre e de frango em tigelas; com uma concha, coloque a sopa sobre o frango e o espinafre e sirva imediatamente.

TERRINA DE BRÓCOLIS SAYRE'S PATH

Porções: 6 *Carboidrato por porção: 7*

óleo de macadâmia em spray
1 pé de brócolis fresco, bem picado
300mL de creme de champignon

2 xícaras de presunto cozido cortado em cubos
2 xícaras de queijo cheddar desmanchado
230mL de creme de leite azedo
pimenta branca
1/2 colher (chá) de mostarda em pó
60g de queijo parmesão, ralado na hora

Unte uma terrina refratária com óleo de macadâmia em spray. Em uma tigela grande, junte todos os ingredientes, menos o queijo parmesão, e misture bem. Tempere a gosto. Despeje na terrina e cozinhe sem tampar por 30 minutos em forno preaquecido a 200° C. Suba a temperatura para 230° C. Polvilhe com queijo parmesão e deixe no forno por mais 5 minutos ou até a superfície ficar dourada e borbulhante.

VIEIRAS À PROVENÇAL SOUTH HAMPTON

Porções: 4 *Carboidrato por porção: 4*

16 vieiras grandes
3 colheres (sopa) de óleo de macadâmia
6 fatias finas de pancetta*
1 punhado de mini-rúculas
1 pé pequeno de alface manteiga, folhas rasgadas
1 colher (chá) de raspas de limão
2 colheres (sopa) de funcho picado
2 colheres (chá) de vinagre de vinho tinto
sal

Preaqueça o grill à temperatura média. Pincele as vieiras levemente com o óleo. Corte a pancetta em tiras e enrole cada vieira em uma tira. Em uma tigela grande de inox misture a rúcula, a alface, as raspas de limão e

*Carne de porco condimentada e curada, semelhante ao bacon, tradicional da cozinha italiana. Disponível no mercado brasileiro. (*N. do E.*)

o funcho. Salpique vinagre e sal a gosto. Misture bem e corrija o tempero. Reparta a salada entre os quatro pratos. Tempere as vieiras com sal e deixe grelhar até o toucinho ficar crocante nas bordas e as vieiras estarem cozidas, por 5 a 8 minutos. Retire do grill e coloque sobre a salada.

Entradas

ABA DE FILÉ GRELHADA COM ALECRIM

Porções: 6 *Carboidrato por porção: 0*

Esta receita tem uma fase prévia de preparação.

1/2 xícara de óleo de macadâmia
2 colheres (sopa) de salsinha, picada
2 folhas de louro
2 pimentões verdes, picados
3 dentes de alho, fatiados
1 maço de manjericão verde, cortado fino
1 colher (chá) de sal
1/2 colher (chá) de pimenta vermelha, socada
900g de aba de filé
2 colheres (sopa) de sumo de limão espremido na hora
ramos de alecrim verde

Junte em uma tigela os 8 primeiros ingredientes e reserve 1/3 da mistura. Coloque os bifes em um prato raso e derrame a mistura sobre eles. Cubra e guarde na geladeira por 2 a 4 horas, virando de vez em quando. Retire os bifes da marinada e dispense-a. Ponha os bifes no grill, cobertos, à temperatura média, por 8 a 10 minutos por lado ou até o grau desejado de cozimento, pincelando com a marinada reservada. Antes de servir o prato, corte os bifes na diagonal em tiras finas, esprema um limão sobre a carne e enfeite com um raminho de alecrim.

Variação

Substitua a carne bovina por costeletas de cordeiro ou porco e proceda da mesma forma. Para as costeletas de porco o tempo de cozimento deverá ser um pouco mais longo, talvez 12 minutos por lado, cuidando para não passar do ponto. Para a costeleta de cordeiro o tempo de cozimento é um pouco menor: cerca de 4 a 6 minutos por lado.

ALMÔNDEGAS À MODA DE MEU PAI

Porções: 6 *Carboidrato por porção: 2*

Devo dar crédito a quem merece. Minha mãe era excelente cozinheira, mas não ganhava de meu pai, que sempre estava na cozinha nos fins de semana, trabalhando ao lado dela ou tentando tirá-la do caminho para chegar ao fogão. Esse delicioso prato é criação dele.

275g de vitela moída
275g de carne de porco moída
275g de acém moído
1 colher (chá) de sal kosher
1/2 colher (chá) de pimenta vermelha socada
1/2 colher (chá) de pimenta-do-reino e moída grossa
60g de queijo parmesão ralado
2 colheres (chá) de estragão fresco picado
2 colheres (chá) de manjericão fresco picado
1 ovo
óleo de macadâmia — o suficiente para fritar

Em uma tigela grande de louça misture bem com as mãos todos os ingredientes, menos o óleo. Enrolando a mistura entre as palmas das mãos, faça bolinhas de 2,5cm e vá colocando em um prato, até a massa acabar. Em uma frigideira grande de ferro fundido ponha uma generosa camada de óleo. Esquente em fogo alto e, quando o óleo estiver quente, acrescente as almôndegas a 1cm uma da outra, enchendo a frigideira. Deixe dourar cada lado até ficar marrom, virando para cozinhar por igual. Quando as almôndegas forem postas na frigideira, a temperatura do óleo cairá. Mantenha o fogo alto até o óleo começar a esquentar de novo, depois volte ao fogo médio, para a carne cozinhar sem queimar. Depois de prontas, escorra as almôndegas em toalhas de papel. Divida em 6 porções e sirva.

ASSADO DE PEITO COM MOLHO PESTO DE PECÃS E COENTRO

Porções: 6 *Carboidrato por porção: 3*

1,8kg de carne de peito
óleo de macadâmia para pincelar
2 colheres (sopa) de pimenta chilli em pó
1 colher (sopa) de pimenta chipotle em pó ou flocos
2 colheres (sopa) de sal kosher
1 colher (sopa) de alho em pó
1 colher (sopa) de cebola em pó
1 colher (sopa) de pimenta-do-reino moída na hora
2 colheres (sopa) de mostarda em pó
1 folha de louro, amassada
1 1/2 xícara de caldo de carne
água

Envolva a carne com uma dose generosa de óleo. Combine todos os ingredientes secos em uma tigela e esfregue a mistura na carne. Coloque-a em uma assadeira e asse-a descoberta em forno preaquecido a 175°C por 60 minutos. Acrescente o caldo de carne e bastante água, formando uma camada de 1,5cm no fundo da assadeira. Tampe bem a vasilha, reduza o fogo para 150°C e deixe cozinhar por 3 horas ou até ficar macio. Antes de cortar, regue o peito com o caldo que ficou na assadeira. Corte a carne em fatias perpendiculares à fibra, para melhor resultado. Coloque em pratos e sirva com molho de pecãs e coentro.

PREPARAÇÃO DO MOLHO PESTO DE PECÃS E COENTRO

2 xícaras de coentro
1 xícara de pecãs
6 dentes de alho
2 colheres (sopa) de sumo de limão espremido na hora
1 xícara de óleo de macadâmia
1 colher (chá) de sal kosher
2 colheres (sopa) de pimenta-do-reino moída na hora
225g de queijo parmesão esmigalhado

No liquidificador ou processador de alimentos combine todos os ingredientes, exceto o queijo, e misture bem. Retire para uma tigelinha de inox e nela misture o queijo. O molho pode ser feito com antecedência e guardado na geladeira até o momento de servir.

BAGRE DE ÁGUA DOCE COM LEGUMES E MANJERICÃO

Porções: 4 *Carboidrato por porção: 6*

6 colheres (sopa) de óleo de macadâmia
250g de ervilha torta
1 cebolinha, só a parte branca, cortada fina
1 pimentão verde, picado
1/2 colher (chá) de sal
1/2 colher (chá) de pimenta-do-reino
1 colher (sopa) de molho creole* (evite o que contém açúcar)
4 filés de bagre (185 a 250g cada)
1/2 xícara de creme de leite sem soro
2 colheres (sopa) de manjericão picado na hora

*Molho à base de vinagre de vinho branco, mostarda, creme de leite, pimenta, cebola, alho e coentro, tradicional da culinária creole. (*N. do E.*)

Em uma frigideira grande coloque 3 colheres de sopa de óleo e aqueça em fogo médio. Acrescente as ervilhas, a cebola e o pimentão picado. Refogue por 5 minutos ou até amaciar. Junte o sal e a pimenta-do-reino e refogue por mais 1 minuto, para selar os sabores, depois transfira para uma travessa de servir, que deve ser mantida aquecida. Na mesma frigideira derrame o restante do óleo e aqueça em fogo médio. Quando o óleo estiver quente, frite os filés por 2 ou 3 minutos de cada lado ou até o ponto desejado. Distribua nos 4 pratos a mistura de legumes, colocando um filé sobre cada pilha. Agora ponha o creme na frigideira, mexendo para soltar as partículas do fundo. Acrescente o manjericão picado e o molho creole e deixe cozinhar, mexendo com freqüência por 3 a 5 minutos ou até reduzir. Quanto maior o tempo de redução, mais espesso ficará o molho, que será servido sobre o peixe.

BERINJELAS AO FORNO COM PARMESÃO

Porções: 4 *Carboidrato por porção: 6*

730g de berinjela
óleo de macadâmia — para revestir
sal kosher
pimenta-do-reino socada
sumo de limão espremido na hora
3/4 de xícara de queijo parmesão ralado

Corte as berinjelas em fatias de 1cm de espessura e coloque-as em uma assadeira rasa. Esfregue o óleo nos dois lados, tempere com sal e pimenta-do-reino e uma espremida de limão. Espalhe metade do queijo parmesão sobre as berinjelas e coloque no forno preaquecido a 200°C, por 6 minutos. Vire as berinjelas, espalhe sobre elas o parmesão restante e deixe assar por mais 4 minutos. Nos 3 minutos finais, aumente o calor do forno para 260°C, até dourar o parmesão. Retire do forno e sirva imediatamente.

BIFE GRELHADO À TOSCANA

Porções: 6 *Carboidrato por porção: 2*

1,3kg de filé em bifes de 5cm de espessura
1 xícara de radício, cortado fino
60g de queijo parmesão, em lascas

Asse os bifes no grill, em fogo alto, 5 minutos de cada lado, para a carne ficar malpassada. Transfira para uma tábua de cortar e deixe descansar por 10 minutos. Corte em fatias na diagonal da fibra e arrume em uma travessa para servir. Cubra com o radício cortado e joque por cima as raspas de parmesão.

CALDEIRADA DE VERMELHO PLAYHOUSE

Porções: 4 *Carboidrato por porção: 6*

900g de filé de vermelho
2 colheres (sopa) de óleo de macadâmia
1 cabeça de alho, cada dente descascado e cortado fino
1 pedaço de 10cm de capim-limão, cortado fino
4 pimentas tailandesas, sem sementes, cortadas finas
2 chalotas, sem pele e cortadas em cubos
950mL de caldo de galinha
2 colheres (sopa) de sumo de limão espremido na hora
1/4 de xícara de manteiga de amendoim com pedaços, sem açúcar
325mL de leite de coco
2 colheres (sopa) de manjericão picado fino na hora
1 maço grande de coentro, picado fino

Corte o peixe em tiras de 2,5cm e deixe guardado na geladeira. Aqueça o óleo em uma frigideira funda de ferro fundido, em fogo médio, e refogue o alho, o capim-limão, as pimentas e as chalotas por 5 minutos. Acrescente o caldo de galinha e o sumo de limão e deixe ferver em fogo brando. Junte a manteiga de amendoim e bata até misturar bem. Some o peixe e o leite de coco e deixe cozinhar em fogo brando até o peixe ficar levemente desfiado, por cerca de 2 minutos. Adicione o manjericão e o coentro, deixe ferver por mais 2 minutos e sirva.

CAMARÃO MILANÊS

Porções: 6 *Carboidrato por porção: 1*

1 cebola roxa pequena
2 dentes de alho sem casca
450g de camarões médios, limpos e abertos ao meio
1 xícara rasa de manjericão fresco
sal marinho
pimenta vermelha socada
1 colher (sopa) de vinagre tinto
1/4 de xícara de óleo de macadâmia

Corte a cebola roxa em fatias bem finas, quase transparentes. Tempere e reserve. Ferva água em uma panela grande, acrescente o alho e os camarões, deixando cozinhar por 3 minutos, até ficarem quase ao ponto — não cozinhe demais. Escorra e mergulhe os camarões em água gelada para interromper o processo de cozimento. Em uma tigela grande de inox junte o manjericão, a cebola, o sal e a pimenta vermelha. Acrescente o óleo e misture de novo até macerar o manjericão. Prove e corrija o tempero.

CAMARÕES À MONTAUK EM MOLHO VERDE

Porções: 4 *Carboidrato por porção: 3*

6 dentes de alho
1/3 de xícara de óleo de macadâmia
6 cebolinhas, aparadas e picadas
1 xícara de salsa

900g de camarões, limpos e descascados (14 a 16 unidades)
sal
pimenta-do-reino
4 pimentas chilli desidratadas e socadas
1/3 de xícara de caldo de peixe ou água

Junte o alho e o óleo em um processador e misture até ficar homogêneo. Acrescente a cebolinha e a salsa e bata até a mistura estar picada. Acrescente os camarões, o sal, a pimenta-do-reino e a pimenta chilli. Coloque a mistura em uma assadeira, acrescente o líquido (caldo ou água) e leve ao forno preaquecido a 270°C. Deixe assar por 10 minutos ou até a mistura borbulhar e os camarões ficarem rosados.

CARNE ASSADA PICANTE

Porções: 4 *Carboidrato por porção: 0*

4 dentes de alho, descascados
2 xícaras de salsinha fresca
1 1/2 xícara de óleo de macadâmia
1/4 de xícara de vinagre de vinho tinto
2 colheres (sopa) de manjericão fresco, picado
2 colheres (chá) de cominho em pó
2 colheres (chá) de sal marinho
1 colher (chá) de pimenta vermelha socada
2 pedaços de maminha (450g cada), batidos com martelo
pimenta-do-reino moída na hora
sal

Junte os 8 primeiros ingredientes em um processador de alimentos e bata-os até ficarem bem misturados. Ponha a carne em uma forma grande de vidro refratário. Tempere com sal e pimenta-do-reino, esfregando a mistura nos pedaços de carne, nos dois lados. Cubra e deixe descansar na geladeira por no mínimo 3 horas (esse preparo pode ser feito na noite anterior). Acenda a churrasqueira em fogo alto ou ligue o grill em temperatura alta. Grelhe cada lado por cerca de 3 minutos. Não asse demais para não endurecer a carne. Se a carne incendiar, retire do fogo e espere as chamas cederem. Transfira para uma tábua de cortar e deixe descansar por 5 minutos. Corte cada assado em fatias finas, na diagonal, contra a fibra da carne. Enfeite cada porção com um pouco do molho e coloque o restante em vasilhas pequenas, para reforço ao servir, se necessário. Se preferir preparar a carne ao forno, deixe assar por 4 minutos de cada lado, para não cozinhar em excesso.

CHEESEBURGUER RECHEADO FLYING POINT

Porções: 4 *Carboidrato por porção: 4*

3 colheres (sopa) de óleo de macadâmia
340g de cogumelos cremini picados
1 dente de alho, cortado fino
1/2 cebola, cortada fina
2 colheres (sopa) de caldo de galinha
sal kosher
pimenta-do-reino moída na hora
450g de acém magro, moído
1 xícara de queijo gruyere
folhas de espinafre cruas

Em uma frigideira média, aqueça o óleo em fogo médio. Ponha os cogumelos na frigideira e refogue por 1 minuto, mexendo sempre. Adicione o alho, a cebola e o caldo de galinha e deixe cozinhar, mexendo constantemente por 7 minutos ou até que toda água dos cogumelos evapore. Tempere com sal e pimenta-do-reino. Deixe esfriar completamente. Em uma tigela de aço inoxidável junte a carne e o queijo e misture bem. Faça com a mistura oito hambúrgueres. Recheie quatro deles com porções idênticas de cogumelos e cubra com os outros quatro. Feche as laterais apertando com os dedos e guarde no refrigerador. Em uma chapa preaquecida à temperatura média frite cada lado por 3 a 4 minutos, até ficar ao ponto ou atingir o grau de cozimento desejado. Sirva sobre uma camada de folhas de espinafre.

COGUMELOS RECHEADOS À MODA COLONIAL

Porções: 4 *Carboidrato por porção: 4*

- 3 colheres (sopa) de óleo de macadâmia, mais o óleo de pincelar
- 1 cebola, cortada fina
- 3 dentes de alho picados
- 1 punhado de manjericão fresco, picado
- 340g de camarão cozido e picado; ou de carne de siri desfiada
- 4 colheres (sopa) de queijo parmesão ralado na hora
- 60g de queijo de cabra fresco
- 30g de queijo cremoso
- pimenta chipotle
- sal marinho
- 20 cogumelos cremini, só as copas
- salsinha para enfeitar

Aqueça o óleo em uma frigideira grande, em fogo médio. Acrescente a cebola e o alho e refogue por cerca de 5 minutos, até a cebola amaciar. Junte o manjericão e refogue por mais 1 minuto. Transfira para uma tigela média de inox e misture os ingredientes restantes, exceto os cogumelos. Tempere a gosto. Pincele com uma leve camada de óleo cada copa de cogumelo e arrume-as em uma assadeira. Recheie as copas com o cuidado de mantê-las intactas. Asse em forno preaquecido a 175°C, por 25 minutos ou até dourar. Coloque 5 cogumelos em cada prato, enfeitando com um raminho de salsa. Observe que o recheio pode ser feito com antecedência e guardado na geladeira até o momento necessário.

COSTELETA GRELHADA COM BICO-DE-GALO

Porções: 8 *Carboidrato por porção: 3*

Este prato tem uma fase prévia de preparação.

2 colheres (chá) de alho em pó
2 colheres (chá) de sementes de erva-doce, socadas
1 colher (chá) de achiote
1 colher (chá) de pimenta-do-reino
1 colher (chá) de pimenta caiena
1 colher (chá) de pimenta vermelha socada
1 colher (chá) de pimenta chipotle
1 colher (chá) de orégano
1 colher (chá) de sal kosher
2 colheres (sopa) de óleo de macadâmia, mais o suficiente para untar a grelha
8 costeletas de porco cortadas da parte central (125 a 185g cada)

Misture bem os temperos em uma tigela de inox. Adicione o óleo, coloque na tigela as costeletas e misture bem até o tempero cobrir inteiramente a carne. Manipule os pedaços para entranhar o tempero e deixe marinar por, no mínimo, 1 hora. Quase sempre, deixo a carne de molho no tempero a noite inteira. Preaqueça o grill em temperatura média. Unte e ponha a costeleta para assar. Asse por igual os dois lados até ficar bem passada. Sirva com bico-de-galo (ver receita na página 181).

COSTELETAS KOBE

Porções: 4 *Carboidrato por porção: 2*

3/4 de xícara de molho de soja light
1/2 xícara de óleo de macadâmia
3 pimentas serrano, sem haste nem sementes, cortadas em fatias finas
5 cebolinhas cortadas em fatias finas (não despreze a parte verde)
1 dente de alho, picado

2,5cm de raiz de gengibre, descascada e bem picada
1,8kg de costeletas
1/4 de xícara de sementes de gergelim, torradas
2 colheres (sopa) de coentro fresco, picado

Em uma tigela grande de inox misture o molho de soja, o óleo, a cebolinha, a pimenta, o alho e o gengibre. Acrescente as costeletas e misture bem para ficarem cobertas com o tempero. Cubra e deixe marinar de um dia para outro, virando cada vez que se lembrar. Retire a carne e ferva a marinada em fogo alto. Atingida a fervura, reduza o fogo para chama média e deixe aferventar sem tampa por 5 minutos, até engrossar um pouco. Coloque as costeletas em uma assadeira rasa, com o lado do osso para baixo, e deixe assar até ficarem macias em forno preaquecido a 190°C, por 45 a 60 minutos, dependendo da espessura da carne. Regue a cada 15 minutos com a marinada fervida. Como alternativa, as costeletas podem ser grelhadas em temperatura média, por 60 a 90 minutos. Quando estiverem prontas, coloque-as em pratos, borrife mais uma vez com a marinada e, antes de servir, salpique sobre elas o gergelim torrado e o coentro.

CURRY DE CARNE

Porções: 4 *Carboidrato por porção: 0*

450g de aba de filé
4 colheres (sopa) de óleo de macadâmia
1/2 xícara de cebola picada
1 dente de alho picado
1 colher (sopa) de sementes de coentro em pó
1 colher (chá) de cominho em pó
1/2 colher (chá) de sal
1/4 de colher (chá) de cúrcuma
1 1/2 xícara de vinho tinto

Corte a carne na diagonal da fibra, em fatias finas. Aqueça o óleo em uma frigideira grande, junte a cebola e o alho, refogando por 5 minutos até a cebola ficar transparente. Acrescente o coentro, o cominho, o sal e a cúrcuma e refogue por mais um minuto. Junte a carne e deixe cozinhar por 5 a 7 minutos. Adicione o vinho tinto e cozinhe em fogo brando por 3 minutos ou até ficar bem quente.

FILÉ DE ATUM À MODA CREOLE

Porções: 4 *Carboidrato por porção: 0*

Este prato tem uma fase prévia de preparação.

4 filés de atum (125g cada)
1 colher (sopa) de curry em pó
4 colheres (sopa) de óleo de macadâmia
2 colheres (sopa) de alho picado na hora
1 pimenta cumari, sem talo nem sementes, cortada em fatias finas
1 colher de gengibre ralado na hora
sal marinho
pimenta-do-reino moída grossa na hora
folhas de rúcula cruas

Combine todos os ingredientes, menos a rúcula, em uma tigela de inox e misture até os filés ficarem bem cobertos. Ponha na geladeira por 2 horas. Em chapa preaquecida, sele cada filé nos dois lados, por 2 minutos. Isso deixará o atum cozido por fora, mas cru por dentro. Se quiser mais cozido, deixe na chapa por mais um minuto, até alcançar a temperatura desejada. Sirva sobre uma camada de folhas de rúcula.

FILÉ GRELHADO COM CHIPOTLE E BACON À HAYGROUND

Porções: 4 *Carboidrato por porção: 2*

4 colheres (sopa) de óleo de macadâmia
8 tiras de bacon, cortadas em pedaços pequenos

1 cebola branca pequena, cortada em cubos
2 pimentas chipotle sem pele e sem sementes, cortadas em fatias finas
1 xícara de caldo de carne, orgânico, de baixo teor de sódio
900g de filé-mignon
sal kosher
pimenta-do-reino socada
pimenta chipotle socada

Em uma frigideira média, aqueça o óleo em fogo médio. Acrescente o bacon e frite até ficar crocante, virando de vez em quando. Acrescente a cebola e refogue por 5 minutos, até ficar macia. Reduza a chama e acrescente a pimenta chipotle fatiada e o caldo, deixando ferver em fogo brando para reduzir. Tempere o filé-mignon com sal e as pimentas socadas e preaqueça o grill na temperatura máxima. Grelhe a carne nos dois lados durante 4 minutos para ficar malpassada. Se quiser menos crua, continue a grelhar por igual. Deixe repousar por 10 minutos, corte no sentido contrário à fibra e distribua porções iguais nos quatro pratos. Coloque o molho sobre cada assado e sirva com seu tipo favorito de salada e legumes.

FILÉ-MIGNON COM MACONESE PROVENÇAL

Porções: 4 *Carboidrato por porção: 0*

Este prato tem uma fase prévia de preparação.

4 bifes de filé-mignon (250g cada)
óleo de macadâmia — o bastante para marinar
1 colher (chá) de achiote
2 dentes de alho, fatiados
2 colheres (sopa) de pimenta chilli em pó
1 colher (sopa) de pimenta vermelha, socada
sal kosher
pimenta-do-reino
1/2 xícara de vinho tinto ou caldo de carne

Coloque os filés em um prato de vidro, derrame sobre eles um pouco de óleo, acrescente os ingredientes exceto o vinho tinto ou caldo de carne e esfregue-os na carne até ficar bem coberta. Deixe marinar por no mínimo 2 horas. Quando você estiver pronto para assá-lo, cubra com óleo de macadâmia o fundo de uma frigideira grande de ferro fundido e deixe o óleo aquecer muito em fogo alto. Quando quente, mas não antes, ponha na frigideira os filés para selar cada lado. Depois, transfira-os na mesma frigideira para o forno a 220° C, por 15 minutos. Retire a carne da frigideira e deixe descansar por 5 minutos. Leve de novo a frigideira ao fogo alto e derrame nela vinho tinto ou caldo de carne. Raspe o fundo para fazer uma bela redução, que será derramada sobre a carne cortada em fatias e arrumada nos pratos. Enfeite o centro de cada prato com uma colherada de maconese provençal (ver receita na página 267) e sirva.

FRANGO À DEVON

Porções: 4 *Carboidrato por porção: 1*

3 colheres (sopa) de óleo de macadâmia
4 metades de peito de frango sem pele, achatadas
sal kosher
pimenta branca moída na hora
1 chalota, picada
1 colher (sopa) de estragão picado na hora
1/2 xícara de creme de leite sem soro
sumo de limão Taiti a gosto, espremido na hora
salsinha picada, para guarnear

Aqueça o óleo em uma frigideira grande, em fogo médio. Tempere o frango com sal e pimenta a gosto. Quando o óleo estiver bem quente, junte o frango e salteie de leve até os sucos ficarem transparentes, por cerca de 3 minutos de cada lado. Transfira a carne para uma travessa aquecida e coloque em uma estufa ou aquecedor. Dispense o excesso de gordura da frigideira e devolva-a ao fogo médio. Acrescente a chalota e refogue por 1 minuto e meio. Junte o estragão e o creme, aumente o fogo e continue a mexer, soltando os fragmentos tostados do fundo. Mexa até a mistura começar a borbulhar, por cerca de 3 minutos. Não deixe queimar. A essa altura o molho deve estar começando a engrossar. Tempere com sal, pimenta e uma espremida de limão. Devolva os pedaços de frango à frigideira e envolva-os bem no molho. Sirva em pratos individuais, regando de leve os pedaços com o molho. Salpique salsa picada antes de servir.

FRANGO ASSADO COM ERVAS FRESCAS

Porções: 4 *Carboidrato por porção: 0*

peitos de frango, cortados ao meio, com osso
4 colheres (sopa) de óleo de macadâmia
1 colher (chá) de alecrim fresco, picado
1 colher (chá) de estragão fresco, picado
1 colher (chá) de aneto fresco, picado
1 colher (chá) de cerefólio fresco, picado
sal
pimenta-do-reino
1 limão cortado em quatro

Preaqueça o forno a 240°C. Em uma tigela média de inox ponha todos os ingredientes, exceto o frango, e misture bem. Retire para uma assadeira os pedaços de frango, esprema sobre eles o sumo do limão fatiado e salpique a mistura de ervas. Deixe as cascas do limão na assadeira para dar um sabor mais intenso. Coloque no forno e reduza a temperatura para 220°C. Deixe assar por 35 a 45 minutos, virando os pedaços uma vez. A carne estará cozida quando ficar firme ou quando os sucos ficarem transparentes.

FRANGO COM CURRY ABRAHAM

Porções: 4 *Carboidrato por porção: 4*

1350kg de coxinhas de frango ou 1 frango inteiro, cortado em pedaços
sal marinho
pimenta-do-reino moída na hora
1/2 xícara de óleo de macadâmia
1 cebolinha, somente a parte branca, picada
4 dentes de alho descascados
3 colheres (sopa) de gengibre picado na hora, em pedaços grandes
1 colher (sopa) de cominho em pó
1 colher (chá) de coentro em pó
2 pimentas chilli frescas
1 colher (sopa) de molho de soja light
325mL de leite de coco sem açúcar
2 limões
1/2 xícara de coentro, picado na hora

Tempere o frango com sal e pimenta-do-reino. Aqueça o óleo em uma frigideira grande em fogo médio e doure o frango por cerca de 15 a 20 minutos, virando uma vez. Em um processador, combine a cebolinha, o alho, o gengibre, o cominho e o coentro. Acrescente as pimentas frescas e o molho de soja e misture bem. Junte metade do leite de coco e bata para formar um purê espesso. Retire o frango da frigideira e descarte a maior parte do óleo, deixando somente uma camada fina. Acrescente a pasta que acabou de fazer e cozinhe em fogo médio por 2 minutos, mexendo o tempo todo para não queimar. Acrescente o restante do leite de coco e deixe ferver. Devolva o frango com o molho para a frigideira e deixe cozinhar sem tampa até a carne ficar macia, por cerca de 35 minutos. Junte o sumo de 1 limão e mexa. Corte o outro limão em 4 e reserve. Divida o frango em 4 pratos e guarneça com o coentro picado e os quartos de limão.

FRANGO FRITO PICANTE À COREANA

Porções: 4 *Carboidrato por porção: 0*

torresmo triturado

1/2 colher (chá) de pimenta chilli

1/2 colher (chá) de cominho em pó

1/2 colher (chá) de pimenta chipotle em pó

6 metades de peito de frango, com pele e ossos

3/4 de xícara de creme de leite sem soro

óleo de macadâmia para fritar

Junte em um prato raso o torresmo e as especiarias. Ponha o creme de leite em uma tigela pequena, mergulhe nele os pedaços de peito de frango e em seguida passe-os na mistura de torresmo e especiarias, revestindo-os bem. Vá colocando os pedaços de carne em um prato limpo. Em uma frigideira grande de ferro fundido aqueça uma camada de 5cm de óleo até 190°C. Se não tiver termômetro, saiba que o óleo está quente quando chia ao receber um pedacinho de torresmo. Coloque no óleo quente os pedaços de frango e deixe fritar até ficarem prontos, por cerca de 35 a 40 minutos, dependendo do tamanho do pedaço, virando uma vez.

GUNELO PICANTE COM TABASCO E RAIZ-FORTE

Porções: 6 *Carboidrato por porção: 1*

Esta receita foi adaptada do repertório de Doug Rodriguez.

730g de filé de gunelo sem pele

1/2 xícara de sumo de limão espremido na hora

1 colher (sopa) de sal marinho

Para a marinada:

1 colher (sopa) de molho de soja light

1/2 xícara de sumo de limão espremido na hora

1 colher (sopa) de molho Tabasco

1 colher (chá) de raiz-forte

1/4 de xícara de coentro picado grande, para guarnecer

Corte o peixe em pedaços retangulares grandes, de cerca de 5cm. Coloque em uma assadeira rasa, cubra com filme plástico e deixe gelar por 1 a 2 horas, até ficar firme, mas sem endurecer. Depois de resfriado, remova da geladeira e corte cada pedaço em fatias bem finas, no sentido da largura. Em uma tigela de inox, junte o peixe, o sumo de limão e o sal. Cubra e deixe gelar por 2 horas. No momento de servir, escorra o peixe e jogue fora o suco de limão. Em outra tigela de inox, misture os ingredientes da marinada e cuidadosamente disponha o peixe e a guarnição, e agite. Deixe gelar por 1 hora antes de servir.

Para quem ainda ignora, é possível cozinhar peixe em limão ou sumo de limão sem levá-lo ao fogo. Esse é o truque do ceviche. Não se trata de sushi — o peixe não está cru, mas sim, curtido pelo ácido contido no limão.

HALIBUTE DE FIM DE SEMANA

Porções: 4 *Carboidrato por porção: 0*

3 colheres (sopa) de semente de coentro

1 colher (sopa) de sal

3 colheres (sopa) de óleo de macadâmia

1/2 xícara de óleo de macadâmia

900g de filé de halibute

2 colheres (sopa) de sumo de limão espremido na hora

1/4 de xícara de coentro fresco picado na hora

1/2 cebola roxa, cortada em fatias

Em fogo alto, refogue as sementes de coentro até começarem a pipocar, por cerca de 4 minutos. Soque as sementes e o sal e misture com as 3 colheres de sopa de óleo. Coloque em uma tigela de inox os filés de peixe e o restante dos ingredientes e deixe marinar por menos de 1 hora. Aqueça o grill à temperatura média e deixe assar os filés por três minutos de cada lado ou mais, dependendo da espessura e do ponto desejado. Distribua o peixe nos pratos em porções iguais e regue os filés com o óleo de coentro.

HAMBÚRGUER DE CORDEIRO MECOX

Porções: 4 *Carboidrato por porção: 2*

450g de carne de cordeiro moída
1 punhado de coentro fresco, cortado fino
1 punhado de hortelã fresca, cortada fina
½ cebola roxa, cortada em cubos
1 pimenta chilli, cortada em cubos
1½ colher (sopa) de cominho moído
1 xícara de queijo feta, esmigalhado
folhas cruas de espinafre

Junte em uma tigela de inox todos os ingredientes, exceto o queijo, e misture bem. Com essa mistura, forme 8 hambúrgueres.

Divida o queijo em 4 porções, usando-as para rechear quatro dos hambúrgueres, que serão cobertos pelos outros 4. Aperte os bordos com os dedos para selar e leve à geladeira. Em grill preaquecido à temperatura média, grelhe cada lado por 3 a 4 minutos ou até o cozimento desejado. Sirva sobre uma camada de folhas de espinafre.

Variação

Em outra refeição a carne de cordeiro pode ser substituída pela de peru.

LAGOSTA À MILL CREEK

Porções: 6 *Carboidrato por porção: 2*

Esta receita funciona com qualquer marisco de sua preferência, como camarões, carne de siri ou até cavaquinhas.

4 colheres (sopa) de óleo de macadâmia
4 dentes de alho, cortados fino
450g de carne de lagosta
2 colheres (chá) de vinho tinto
225g de carne de porco moída na hora
2 colheres (chá) de molho de soja light
sal marinho
pimenta-do-reino moída na hora
2 xícaras de caldo de galinha ou de peixe
2 ovos, levemente batidos
2 cebolinhas, só a parte branca, em fatias finas na diagonal

Em uma frigideira grande aqueça uma colher de sopa do óleo. Quando estiver quente, acrescente 2 dentes de alho picados, fritando-os até ficarem marrons, por cerca de 8 minutos. Acrescente a lagosta e frite, mexendo sempre; some uma colher de sopa do vinho tinto e continue a refogar. Quando a lagosta estiver quente, retire do fogo e reserve. Despeje o molho em outra frigideira, aqueça e depois acrescente o restante do alho e a carne de porco, salteando-a até ficar totalmente cozida. Acrescente o restante do vinho, o molho de soja, a pimenta-do-reino e o caldo e deixe abrir fervura. Aqueça por 2 minutos em temperatura alta para reduzir o líquido. Reduza para fogo médio e acrescente os ovos, deixando-os cozinhar por 1 a 2 minutos, para então misturá-los com uma colher. Devolva a lagosta para a frigideira e mexa ligeiramente a mistura. Antes de servir, corrija o sal, salpique a cebolinha e regue com um fio de óleo.

PALETA DE CORDEIRO WAIN

Porções: 6 *Carboidrato por porção: 1*

1 xícara de salsinha
1 xícara de folhas de hortelã fresca
2 colheres (chá) de alcaparras
60g de nozes de macadâmia
3/4 de xícara de óleo de macadâmia
2 colheres (sopa) de vinagre de vinho branco
sal marinho
pimenta-do-reino moída grossa
pimenta vermelha socada
4 paletas de cordeiro com 4 costeletas cada

Num processador de alimentos, misture a salsinha e a hortelã. Junte as alcaparras e as nozes e as combine com as ervas. Com o processador ligado, vá derramando lentamente o óleo. Junte o vinagre e tempere com o sal e as pimentas. Quando a mistura estiver homogênea, esfregue com ela, usando as mãos, a parte traseira do costilhar, junto ao osso. Guarde o restante da mistura para servir de molho. Asse a carne em uma assadeira, em forno preaquecido a 220°C, durante 35 minutos, para ficar ao ponto. Se usar um termômetro de carne, esse ponto corresponde a 55°C.

PEITO DE FRANGO PESCATORE

Porções: 4 *Carboidrato por porção: 1*

Esta é uma variação do meu prato predileto da infância — iscas de frango. Como já não costumo preparar empanados, descobri que o parmesão, apesar de levemente mais salgado, tem o mesmo efeito.

1 colher (chá) de pimenta caiena
2 xícaras de parmesão ralado na hora
2 ovos

$1/2$ xícara de creme de leite sem soro
sal kosher
pimenta-do-reino moída na hora
óleo de macadâmia para fritar
900g de peito de frango, sem pele e sem osso, em pedaços achatados com martelo

Junte em um prato a pimenta caiena e o queijo parmesão. Em uma tigela, bata os ovos com o creme de leite, o sal e a pimenta-do-reino. Em uma frigideira grande ponha uma camada de óleo de 6mm. Mergulhe os pedaços de frango no parmesão, passe no ovo batido e depois de novo no parmesão. Vá colocando em outro prato até todos os pedaços estarem revestidos. Aqueça o óleo em fogo médio e não coloque nele a carne até que esteja bastante quente. O óleo está pronto quando começa a chiar ao colocarmos nele um pouco da capa de parmesão. Este é o segredo para se fazer iscas de frango sem empanar: o óleo deve estar muito quente. Coloque as iscas de frango na frigideira e deixe fritar inteiramente o lado de baixo antes de virar. O pedaço não estará pronto para virar até que o lado de cima comece a ter a aparência de cozido. Rapidamente, com uma espátula, vire o frango e deixe fritar até que fique marrom-dourado. Coloque em um prato e sirva.

PEIXE-ESPADA À WOODSFIELD

Porções: 4 *Carboidrato por porção: 0*

750g de postas de peixe-espada, cortadas em cubos
3 pimentas ancho
raspas de 1 limão Taiti
sal marinho
1 $1/2$ xícara de óleo de macadâmia
sumo de 1 limão Taiti, espremido na hora
pimenta-do-reino moída na hora

Arrume o peixe em camada única, em uma assadeira. Tempere com a pimenta, raspas de limão e sal. Regue com óleo suficiente para untar levemente os pedaços, cubra com papel-alumínio e coloque no forno a 110°C. Deixe assar por cerca de 40 minutos ou até o cozimento desejado. Retire o peixe da assadeira para os pratos e esprema 1 limão sobre os pedaços. Antes de servir, moa sal e pimenta-do-reino sobre os pratos.

PERNIL DE PORCO WHITE SANDS

Porções: 4 a 6 *Carboidrato por porção: 1*

- 1 pernil dianteiro de 1,7kg
- sal kosher
- pimenta-do-reino moída na hora
- 3 colheres (sopa) de óleo de macadâmia
- 1/2 xícara ou mais de caldo de vitela e/ou caldo de carne, conforme necessário
- 5 dentes grandes de alho com casca, socados
- 1 alho-poró, sem as folhas verdes maiores, em cubinhos
- 4 talos de aipo, desfiados e aparados, cortados em cubinhos na diagonal
- 10 ramos de tomilho fresco
- 1 folha de louro
- 1/2 xícara de vinho tinto seco

Tempere o pernil generosamente com sal e pimenta. Em uma frigideira grande de ferro fundido aqueça 3 colheres de sopa de óleo até estar muito quente e sele a carne de todos os lados até conseguir um tom uniforme de marrom. Em uma assadeira ou caçarola grande, acrescente o caldo e o alho, o alho-poró, o aipo e as ervas. Refogue em fogo médio cerca de 3 minutos, até os vegetais estarem macios e o caldo, reduzido. Coloque a carne sobre os vegetais e acrescente mais caldo para cobri-la até a metade. Cubra a assadeira com papel-alumínio e coloque em forno preaquecido a 160°C. Deixe a carne assar pelas próximas 2 horas e meia, lembrando sempre de virá-la a cada meia hora. Regue com os sucos da carne; é importante virar para cozer por igual. Quando estiver pronta, retire e deixe descansar por no mínimo 20 minutos. Corte em fatias e arrume em uma travessa de serviço. Coe os caldos da assadeira em uma panela pequena, adicione o vinho tinto e aqueça até ferver. Sempre deixo ferver por alguns minutos para remover o álcool e obter uma redução mais espessa. Despeje sobre a carne e sirva.

PIMENTÕES RECHEADOS À MODA DE MINHA MÃE

Porções: 6 *Carboidrato por porção: 6*

Este prato pode ser uma guarnição, conforme recomendado na seção dos cardápios, ou pode funcionar por si mesmo como um prato principal. A receita eu recebi de minha mãe; portanto, é muito querida. De fato, era um dos poucos pratos de baixo carboidrato que mamãe fazia. Naturalmente, era servido com uma massa, mas não é isso o que sugerimos aqui.

6 pimentões verdes médios
450g de acém moído
1 cebola média, cortada fina
2 dentes de alho, cortados finos
1/4 de colher (chá) de pimenta vermelha socada
1/2 colher (chá) de sal
1/2 colher (chá) de pimenta-do-reino
1 xícara de queijo parmesão ralado
óleo de macadâmia, conforme necessário

Corte o topo dos pimentões e remova o miolo, inclusive sementes. Frite a carne moída em uma frigideira grande em fogo médio por 6 minutos, mexendo até ficar bem solta. Acrescente a cebola e o alho, refogando por mais 4 minutos ou até a carne perder o tom rosado. Retire do fogo e escorra. Junte a pimenta vermelha, o sal e a pimenta-do-reino. Distribua a mistura por igual dentro dos pimentões verdes, colocando-os em uma assadeira levemente untada. Espalhe o queijo parmesão sobre os pimentões, regando de leve com óleo de macadâmia e coloque no forno aquecido a 185° C por 30 minutos. Confira o resultado dentro de 20 minutos, para ver se os pimentões já estão macios, mas sem ficarem queimados na superfície. Caso necessário, cubra-os com papel-alumínio nesse momento.

SÁVEL GRELHADO COM AIPO, RABANETE E FUNCHO

Porções: 4 *Carboidrato por porção: 2*

3 talos de aipo, sem fios, cortados em fatias finas na diagonal
6 rabanetes, em fatias finas
1 xícara de salsa
1 pé de funcho, cortado fino
1/2 cebola roxa, cortada fina
2 colheres (sopa) de sumo de limão Taiti espremido na hora
4 colheres (sopa) de óleo de macadâmia e pouco mais para pincelar
sal
pimenta-do-reino
4 filés de sável (185g cada)

Ponha todos os ingredientes da salada em uma vasilha de inox e tempere com o sumo de limão, 4 colheres de sopa de óleo, sal e pimenta a gosto. Misture bem e deixe marinar. Enquanto isso, tempere os filés com sal e pimenta; pincele de leve o óleo nos dois lados, depois coloque o peixe a assar no grill quente, por cerca de 5 a 6 minutos de cada lado, dependendo da espessura e do grau de cozimento desejado. Para servir, basta dividir em 4 pratos a salada e colocar o peixe sobre cada porção. Esta receita também pode ser preparada no forno a 175°C, por 10 minutos, virando uma vez.

VIEIRAS COM BACON FLYING POINT

Porções: 4 *Carboidrato por porção: 1*

Esta receita, adaptada de outra do chef Douglas Rodriguez, tem uma fase prévia de preparação.

16 vieiras
3/4 de xícara de sumo de limão Taiti espremido na hora
1 colher (sopa) de sal marinho
3 colheres (sopa) de alho-poró picado na hora
1/2 cebola roxa, em fatias finas
3 pimentas serrano, em fatias finas
1/2 xícara de hortelã picada
1/2 xícara de óleo de macadâmia
270g de bacon defumado, torrado e triturado

Coloque as vieiras em uma assadeira rasa forrada de papel impermeável, cubra com folha de plástico e deixe congelar durante 1 hora, mas sem ultrapassar esse período. Retire-as do freezer duas a duas e corte em fatias muito finas. Em uma tigela de inox misture os demais ingredientes exceto o bacon. Delicadamente, acrescente as vieiras à mistura e deixe gelar por 2 horas, até que adquiram uma aparência esbranquiçada e opaca. Quando estiverem prontas para servir, arrume-as em um prato e guarneça com os pedaços de bacon torrado.

Legumes e guarnições

ABOBRINHA GRELHADA

Porções: 4 *Carboidrato por porção: 1*

5 abobrinhas médias
1/4 de xícara de óleo de macadâmia
sal
sumo de 1 limão espremido na hora

Apare as pontas de cada abobrinha e corte-as em fatias no sentido do comprimento. Em um prato raso e grande junte o óleo e as abobrinhas, que devem ficar bem untadas. Grelhe em temperatura média virando de vez em quando para dourar de forma homogênea. No momento de servir, salpique sal e sumo de limão. Este prato pode ser servido quente ou na temperatura ambiente.

ABOBRINHA RECHEADA AO ESTILO SEDONA

Porções: 6 *Carboidrato por porção: 4*

6 abobrinhas médias
3/4 de colher (chá) de sal
90g de queijo prato ou cheddar esmigalhado
1/2 xícara de cebolinha picada
6 fatias de bacon torradas e trituradas
3 tomates-cereja pequenos, sem sementes e bem picados
1/2 colher (chá) de pimenta-do-reino

1/2 xícara de queijo parmesão

2 colheres (sopa) de manteiga gelada

Corte as abobrinhas ao meio no sentido do comprimento e remova as sementes. Ferva as metades em água e sal até amaciar, por cerca de 3 minutos. Remova o miolo com uma colher, mantendo intactas as bandas. O prato também pode ser preparado no forno de microondas — embora eu não recomende seu uso —; se preferir, coloque as abobrinhas em uma assadeira de vidro de 28 x 18cm no forno de microondas, em temperatura alta, por cerca de 5 a 7 minutos ou até amaciarem. Reserve a polpa e salgue as metades. Em uma tigelinha à parte, misture a polpa, o queijo e os 4 ingredientes seguintes. Recheie as abobrinhas com a mistura e coloque em uma assadeira de 35 x 25. Polvilhe uniformemente com queijo parmesão e cubra com pedacinhos de manteiga cortados. Leve a assar descoberto em forno preaquecido a 190°C, por 30 minutos.

ASPARGOS ASSADOS COM CHALOTA

Porções: 8 *Carboidrato por porção: 4*

900g de aspargos frescos, sem pele e aparados

1/4 de xícara de óleo de macadâmia

1 chalota em fatias finas

2 colheres (sopa) de vinagre de vinho branco

sal

pimenta-do-reino

Junte os aspargos com duas colheres de sopa do óleo, agite e coloque em uma assadeira grande. Asse em forno preaquecido a 205°C por 40 a 45 minutos, virando de vez em quando. Misture a chalota e o vinagre e tempere com sal e pimenta a gosto. Gradualmente, misture o restante do óleo. Regue os aspargos com a mistura.

ASPARGOS COM AMÊNDOAS

Porções: 8 *Carboidrato por porção: 4*

900g de aspargos frescos, sem pele e aparados
2 colheres (sopa) de óleo de macadâmia
1 colher (sopa) de sumo de limão Taiti
3/4 de xícara de amêndoas fatiadas e torradas
sal
pimenta-do-reino

Cozinhe os aspargos em água fervendo e sal por 3 a 5 minutos ou até ficarem *al dente*; escorra e mergulhe em um banho de água gelada; torne a escorrer. Em uma frigideira grande, aqueça o óleo em fogo médio. Junte os aspargos e refogue por 3 a 5 minutos. Adicione o sumo de limão e as amêndoas e misture. Tempere com sal e pimenta-do-reino a gosto.

ASPARGOS GELADOS À MODA DO LAOS

Porções: 4 *Carboidrato por porção: 3*

Esta receita requer tempo.

3/4 de xícara de vinagre de arroz
1 1/2 colher (sopa) de gengibre fresco em fatias
450g de aspargos frescos, aparados e sem pele
1/2 colher (chá) de sal
1 dente de alho fatiado
6 colheres (sopa) de óleo de macadâmia
1 colher (chá) de molho de soja light

Em uma panela pequena leve ao fogo o vinagre e o gengibre e ferva até reduzir o líquido à metade. Retire do fogo e reserve. Coloque os aspargos em água fervendo com sal por 5 minutos ou até cozinhar *al dente*. Escorra e coloque em um banho gelado para interromper o cozimento;

escorra novamente. Arrume os aspargos em uma travessa. Em uma tigela pequena misture muito bem o alho, o óleo, o molho de soja e o sal a gosto. Regue os aspargos com a mistura, cubra e deixe gelar por 30 minutos. Em seguida, regue os aspargos com a mistura de vinagre e gengibre preparada no início da receita e ponha a gelar por mais 1 hora.

ASPARGOS GELADOS AO GERGELIM

Porções: 4 a 6 *Carboidrato por porção: 3*

675g de aspargos sem pele e aparados
4 colheres (sopa) de óleo de macadâmia
1 colher (sopa) de vinagre de arroz
1 colher (chá) de molho de soja (light, sem açúcar)
1 colher (sopa) de sementes de gergelim torradas

Cozinhe os aspargos em água fervente por 4 a 5 minutos, cuidando de tirá-los do fogo ainda *al dente*. Coloque-os em um banho gelado imediatamente, para interromper o processo de cozimento. Escorra, cubra e guarde na geladeira por 2 horas. No momento de servir, bata juntos o óleo, o vinagre e o molho de soja e ponha em uma jarrinha. Arrume os aspargos em uma travessa de servir, regando-os com o molho. Salpique as sementes torradas e sirva.

ASPARGOS THREE MILE

Porções: 10 *Carboidrato por porção: 4*

Note que esta receita precisa de um longo tempo de preparo, sendo melhor trabalhar nela na véspera de servi-la.

1/2 xícara de sumo de limão espremido na hora
6 colheres (sopa) de óleo de macadâmia
1/4 de colher (chá) de sal

1/4 de colher (chá) de pimenta-do-reino
1 dente de alho fatiado
435g de fundos de alcachofra cortados em 4
125g de pimenta vermelha cortada em cubos
900g de aspargos frescos, aparados e sem pele

Em uma tigela grande de inox misture o sumo de limão e os 4 ingredientes seguintes. Acrescente os fundos de alcachofra e as pimentas e agite suavemente. Cubra e ponha na geladeira por no mínimo 8 horas ou até o dia seguinte. Cozinhe os aspargos em água fervente com sal até ficarem *al dente*, cerca de 3 minutos. Escorra-os e mergulhe em um banho gelado para interromper o processo de cozimento. Coloque os aspargos cozidos em um saco de plástico de fecho hermético e guarde durante a noite na geladeira, se desejar. Depois que as alcachofras estiverem marinadas, acrescente a elas os aspargos e mexa delicadamente. Cubra e deixe resfriar por mais 2 horas. Observe que essa parte da receita deve ser seguida à risca. Não deixe os aspargos por mais de 2 horas na mistura que contém sumo de limão, pois este pode deixá-los desbotados e duros.

BATATA-DOCE GRATINADA

Porções: 8 *Carboidrato por porção: 18*

Esta foi adaptada da receita de batata gratinada de Tom Valenti, atrevidamente deliciosa e encontrada em seu livro *Welcome to My Kitchen*, publicado por HarperCollins em 2002. Limitei-me a torná-la mais saudável substituindo a batata por batata-doce.

470g de creme de leite sem soro
4 ramos de tomilho fresco
2 folhas de louro
15 grãos de pimenta-do-reino
15 dentes de alho

manteiga sem sal, para untar a assadeira
4 batatas-doces médias cortadas em fatias de 3mm
sal
pimenta-do-reino moída na hora

Ponha o creme em uma caçarola em fogo alto. Junte o tomilho, as folhas de louro, os grãos de pimenta e 12 dentes de alho. Deixe abrir fervura, diminua a chama e ferva em fogo brando por 15 a 20 minutos, até o creme absorver todos os sabores. Nos 3 minutos finais, acrescente os 3 dentes de alho restantes. Peneire o creme e dispense os sólidos.
Unte suavemente com manteiga uma assadeira de 30cm e cubra o fundo com uma camada de fatias de batata. Polvilhe sal e pimenta e espalhe por cima uma parte do creme. Repita a operação com outra camada igual até alcançar uma altura de 5cm. Pressione suavemente as batatas para baixo, empurrando o creme para a superfície. Cubra com papel-alumínio e leve ao forno preaquecido de 190°C. Asse por 35 a 40 minutos, remova o papel-alumínio e continue a assar até dourar ou o gratinado ficar pronto.

BATATA-DOCE ASSADA COM QUEIJO CHEDDAR E BACON

Porções: 2 *Carboidrato por porção: 17*

1 batata-doce média
2 colheres (sopa) de manteiga
60g de queijo cheddar ralado
2 pedaços de bacon torrados e triturados
sal kosher
pimenta-do-reino moída na hora

Envolva a batata-doce em papel-alumínio. Fure o alumínio e a batata em diversos pontos e ponha a assar no forno a 220°C por 60 minutos ou até a batata amaciar. Retire-a do alumínio e corte-a ao meio no sentido do comprimento. Retire o miolo da batata e, em uma tigela pequena, junte-o à manteiga, ao queijo e ao bacon e amasse para transformá-los em um purê. Tempere a gosto e recheie a batata. Devolva ao forno por 15 minutos ou até a batata ficar marrom.

BRÓCOLIS AO GERGELIM

Porções: 4 *Carboidrato por porção: 3*

Esta é a mesma receita dos aspargos gelados ao gergelim (ver página 224), porém servida quente. Em vez de aspargos você vai precisar de 450g de brócolis frescos.

Siga as mesmas instruções, mas sem pôr os brócolis na geladeira. Tempere com o óleo, o vinagre e o molho de soja. Agite e sirva.

BRÓCOLIS COM MOLHO HOLANDÊS

Porções: 6 *Carboidrato por porção: 6*

1 pé de brócolis, cortado em buquês
1/2 xícara de manteiga
1 1/2 colher (sopa) de sumo de limão espremido na hora
3 gemas
1 colher (sopa) de água fervente
3 colheres (sopa) de água
1/4 de colher (chá) de sal

Cozinhe os buquês de brócolis no vapor até ficarem *al dente*. Derreta a manteiga lentamente em uma panela, mantendo-a quente. Esquente de leve o sumo de limão e reserve. Em banho-maria, com água quente, mas não fervendo, bata as 3 gemas com um batedor de arame até elas começarem a engrossar. Acrescente a água fervendo, uma colherada de cada vez, batendo depois de cada acréscimo. Então, sempre batendo, junte o sumo de limão, continuando a bater enquanto acrescenta lentamente a manteiga morna. Em seguida, acrescente o sal e continue a bater até o molho alcançar a espessura desejada. Despeje sobre os brócolis em pratos individuais.

COUVE-DE-BRUXELAS COM MOLHO AMANDINE

Porções: 4 *Carboidrato por porção: 4*

2 colheres (sopa) de óleo de macadâmia
1 dente de alho, fatiado
1 colher (chá) de coentro em pó
1 colher (chá) de cominho
2 xícaras de couve-de-bruxelas, aparadas

Aqueça o óleo em uma frigideira grande. Acrescente o alho, as especiarias e a couve-de-bruxelas e deixe cozinhar em fogo forte cerca de 10 minutos.

PREPARAÇÃO DO MOLHO AMANDINE

1 colher (sopa) de óleo de macadâmia
3 colheres (sopa) de amêndoas em fatias
3 colheres (sopa) de vinho branco

Remova a couve-de-bruxelas da frigideira e acrescente a colher de óleo, em fogo médio; junte as amêndoas e refogue até ficarem marrom-douradas. Acrescente o vinho branco e aqueça brevemente, mexendo para combinar os sabores. Devolva a couve para a frigideira, refogue por mais 5 minutos e sirva.

Observe que o molho amandine pode ser usado para muitos outros legumes e até ser servido sobre peixe grelhado ou refogado, feitos segundo a receita favorita de cada um.

COUVE TRONCHUDA À ROSE HILL

Porções: 8 *Carboidrato por porção: 4*
(conforme os vegetais escolhidos)

Esta é uma receita de refogado básico que pode ser usada para qualquer legume que incluí na seção dos cardápios. A única diferença é o tempo de cozimento necessário aos legumes.

3/4 de colher (chá) de sal
900g de couve tronchuda
1 cebola pequena cortada em cubos
6 dentes de alho, fatiados
1/4 de colher (chá) de pimenta vermelha socada
1 colher (chá) de sementes de mostarda
1/2 colher (chá) de cominho em pó
2 colheres (sopa) de óleo de macadâmia

Em uma panela de água fervente com sal branqueie os legumes por 1 minuto. Coloque imediatamente no banho gelado para interromper o cozimento e escorra bem. Refogue no óleo, em fogo alto, a cebola, o alho, a pimenta vermelha, as sementes de mostarda e o cominho, por cerca de 5 minutos ou até a cebola amaciar. Acrescente os legumes e a pitada de sal e mexa sem parar por 3 minutos. Antes de servir, prove e corrija o tempero.

COUVE-FLOR GRATINADA

Porções: 6 *Carboidrato por porção: 5*

1 couve-flor cortada em buquês
2 colheres (sopa) de creme de leite sem soro
125g de queijo gorgonzola
4 fatias de bacon torradas e trituradas

Cozinhe a couve-flor em água e sal; escorra. Em uma tigela, usando um batedor manual, transforme-a em um purê homogêneo com a consistência de batata amassada. Acrescente o creme e misture bem. Coloque em uma caçarola untada com manteiga, polvilhe por cima o queijo e bacon e asse em forno preaquecido a 190°C por 30 minutos.
Dica: o purê de couve-flor é um ótimo espessante para sopas e molhos.

COUVE-FLOR NAPOLITANA

Porções: 6 *Carboidrato por porção: 6*

1 couve-flor grande cortada em buquês
sal kosher
pimenta-do-reino moída grossa, na hora
2 xícaras de óleo de macadâmia
raspas de 2 limões
3 dentes de alho descascados
2 colheres (sopa) de folhas de tomilho fresco picadas
pimenta vermelha em pó
2 colheres (sopa) de alcaparras bem lavadas
1/4 de xícara de azeitonas gregas bem picadas
1 limão Taiti espremido na hora

Coloque a couve-flor em uma tigela grande e tempere com sal e pimenta-do-reino. Derrame cerca de 1/3 da xícara de óleo sobre a couve-flor e misture bem, tratando de cobrir todos os buquês. Espalhe-os em uma assadeira e deixe assar por 30 minutos em forno preaquecido a 190°C. Retire do forno e deixe esfriar. Em uma panela pequena, combine as raspas de limão, o alho, o tomilho, a pimenta vermelha e 1 xícara de óleo. Aqueça até começar a ferver e deixe cozinhar por cerca de 20 minutos ou até o alho ficar macio. Deixe esfriar e transforme a mistura em purê no liquidificador ou no processador de alimentos. Em outra panela, junte as alcaparras, as azeitonas e 1/2 xícara de óleo, aquecendo a mistura por cerca de 5 minutos. Transfira a couve-flor para uma travessa, despeje metade do óleo de limão e alho na tigela, girando-a para misturar os ingredientes. Acrescente às colheradas a mistura de alcaparras e azeitonas e agite novamente a vasilha. Momentos antes de servir, regue com o sumo de limão Taiti.

CROQUETES DE MILHO MOÍDO NA PEDRA

Porções: 6 *Carboidrato por porção: 14*

225g de milho moído na pedra
225g de brócolis cortados em pedaços grandes
1/2 cebola pequena, picada fina
2 ovos
60g de queijo parmesão ralado na hora
óleo de macadâmia — o bastante para fritar

Combine todos os ingredientes, exceto o óleo, em uma tigela grande e misture até ficar homogêneo. Em uma frigideira grande aqueça uma camada de 6mm de óleo em fogo médio, até ficar bem quente. Coloque colheradas da massa no óleo quente, até a massa terminar ou já não haver espaço na frigideira. Frite até os dois lados ficarem marrons, cerca de 5 minutos cada.

ESPINAFRE À ETRUSCA

Porções: 4 *Carboidrato por porção: 4*

450g de mini-espinafre
2 colheres (sopa) de óleo de macadâmia
2 dentes de alho fatiados
1/4 de colher (chá) de sal
1/4 de colher (chá) de pimenta-do-reino
2 colheres (sopa) de pinhões torrados

Lave cuidadosamente o espinafre. Em uma frigideira grande, aqueça o óleo em fogo médio até começar a chiar; ponha o espinafre e o alho na frigideira, refogando por cerca de 5 minutos ou até o espinafre começar a murchar. Acrescente sal e pimenta; salpique com os pinhões e sirva em seguida.

ESPINAFRE AO LIMÃO

Porções: 4 *Carboidrato por porção: 4*

Esta é outra herança de minha mãe, receita do Sul da Itália, muito simples, mas com um toque especial.

4 colheres (sopa) de óleo de macadâmia
4 dentes de alho fatiados
450g de espinafre fresco lavado com esmero
sal
pimenta-do-reino
1 colher (sopa) de sumo de limão espremido na hora

Em uma frigideira grande, aqueça o óleo em fogo médio, acrescente o alho e refogue por 5 minutos. Acrescente o espinafre e deixe cozinhar, com tampa, por cerca de 7 minutos, mexendo de vez em quando. Tempere com sal e pimenta e acrescente o sumo de limão.

ESPINAFRE À MOHAWK

Porções: 4 *Carboidrato por porção: 4*

450g de espinafre fresco
4 colheres (sopa) de óleo de macadâmia
1 dente de alho, fatiado
sal kosher
flocos de pimenta calabresa socada
125g de queijo paneer

Remova dos caules as folhas de espinafre e lave com cuidado. Como o espinafre é difícil de limpar, repito a operação algumas vezes para ter certeza de remover toda a terra e o prato não ficar arenoso. Em uma frigideira pesada, aqueça o óleo; acrescente o alho e deixe refogar por um minuto. Adicione o espinafre e tampe. Cozinhe em fogo alto até formar vapor. Reduza a chama e deixe cozinhar em fogo brando até amaciar, por cerca de 5 minutos. Retire do fogo, coloque em um prato, tempere a gosto com sal e pimenta calabresa. Antes de servir, polvilhe o queijo sobre as folhas e leve ao forno a 230°C por 2 minutos.

JALAPEÑO NA CAMISOLA

Porções: 6 *Carboidrato por porção: 2*

Esta receita é um acréscimo da sessão de legumes, pois não está incluída nos cardápios planejados para o mês. Pode ser servida como guarnição ou — com o dobro dos ingredientes e as pimentas cortadas ao meio — como entrada em uma noite tórrida.

6 pimentas jalapeño grandes
125g de queijo cremoso
4 fatias de bacon cru

Retire as nervuras e as sementes das pimentas — você deverá usar luvas de plástico para esse passo do procedimento. Recheie cada pimenta com queijo cremoso, embrulhe em bacon e prenda com um palito molhado. Asse em forno preaquecido a 190°C, durante 20 a 25 minutos, até o bacon ficar crocante. Sirva quentinho, saído do forno. Para servir como entrada, basta preparar com as pimentas cortadas ao meio, ao comprido.

LEGUMES À TAILANDESA

Porções: 4 *Carboidrato por porção: 4*

1 colher (sopa) de sementes de gergelim
2 colheres (sopa) de óleo de macadâmia
1 cebolinha picada
3 talos de aipo, aparados e sem fio, cortados em fatias diagonais
2 folhas de feno-grego
2 abobrinhas verdes pequenas picadas

2 abobrinhas amarelas pequenas picadas

1 dente de alho fatiado

1 colher (chá) de gengibre fresco ralado

1 colher (chá) de molho de soja *light*

Aqueça em uma panela grande as sementes de gergelim até começarem a pipocar. Então, acrescente o óleo, a cebolinha, o aipo e o feno-grego e refogue por 5 minutos. Acrescente os ingredientes restantes; continue a refogar em fogo alto até todos os legumes ficarem *al dente*, cerca de 7 a 10 minutos a mais. Sirva imediatamente.

LEGUMES FRESCOS AO FORNO

Porções: 6 *Carboidrato por porção: pouco menos que 6*

Use a receita miscelânea de legumes à Noyack, (ver página 236), mas escolha os legumes da estação. Você pode escolher pimentão de três cores diferentes, berinjela, aspargo, abobrinha de diversas cores ou vagens, preparando o prato conforme foi instruído. A única diferença é que se usar apenas legumes frescos você não precisará cozinhá-los pelo mesmo tempo; portanto, confira a cada 15 minutos. É provável que fiquem prontos em 30 minutos, dependendo do sortimento de legumes que escolher.

LEGUMES FRESCOS AO MOLHO SULISTA

Porções: 8 *Carboidrato por porção: 6*

A beleza dessa receita está em você poder usar qualquer verdura que esteja fresca no dia em que for comprá-la. O mais importante do prato é o molho. Você precisará de um tempo de antecedência para a preparação.

3 colheres (sopa) de óleo de macadâmia

450g de brócolis fresco, limpo e cortado em buquês

250g de cogumelos frescos picados — tipo a sua escolha

1 pimentão laranja em fatias

1 pimentão amarelo em fatias

3 abobrinhas médias em fatias

1/2 cebola roxa

molho sulista (ver receita a seguir)

Cozinhe os brócolis em água fervendo com sal por 5 minutos; escorra, mergulhe em água gelada para interromper o cozimento e escorra novamente. Em uma frigideira larga, aqueça o óleo e acrescente os cogumelos, os pimentões e as abobrinhas, deixando em fogo alto por 3 minutos, até os legumes ficarem levemente cozidos. Retire do fogo e escorra. Junte os brócolis com a mistura de legumes e cogumelos em uma tigela grande, acrescente a cebola, tempere com molho sulista e agite. Tampe e deixe na geladeira por no mínimo 2 horas.

PREPARAÇÃO DO MOLHO SULISTA

Porção: 3/4 de xícara

2 colheres (sopa) de mostarda

1/3 de xícara de óleo de macadâmia

1/3 de xícara de vinagre de vinho tinto

1/4 de colher (chá) de sal

1/2 colher (chá) de pimenta calabresa em pó

1/2 colher (chá) de alho em pó

1/2 colher (chá) de molho Tabasco

Ponha todos os ingredientes em uma tigela pequena e misture bem.

MACADAMIAOTASH

Porções: 8 *Carboidrato por porção: 20*

4 colheres (sopa) de óleo de macadâmia
2 xícaras de milho verde cozido em grãos
1 1/2 xícara de favas cozidas
1 3/4 de xícara de vagem cortada
1/4 de xícara de cebolinha, inclusive a parte de cima
1/2 xícara de creme de leite sem soro
sal
pimenta-do-reino

Em uma panela rasa, esquente o óleo de macadâmia e adicione os demais ingredientes. Deixe cozinhar em fogo brando até engrossar ligeiramente e aquecer. Tempere com sal e pimenta a gosto.

MISCELÂNEA DE LEGUMES À NOYACK

Porções: 6 *Carboidrato por porção: 8*

450g de couve-de-Bruxelas
10 mini-abobrinhas
4 nabos pequenos
8 pés inteiros de mini-alho-poró com as pontas aparadas
1/4 de xícara de óleo de macadâmia
sal kosher
flocos de pimenta calabresa socada
pimenta-do-reino moída na hora

Em uma tigela grande, coloque os legumes, o óleo, o sal e os dois tipos de pimenta. Em uma assadeira grande e rasa arrume os legumes em uma camada única. Ponha em forno preaquecido a 220°C de 45 a 55 minutos ou até os legumes ficarem macios e marrom-dourados na parte de cima.

PILAFE CHIQUE DE MILHO À MODA DO SUL

Porções: 6 *Carboidrato por porção: 15*

1/2 xícara de kamut* lavado
sal
3/4 de xícara de farinha de milho moído na pedra, não instantânea
1/4 de xícara de amaranto
1/4 de xícara de quinoa lavada
2 colheres (sopa) de óleo de macadâmia
2 colheres (sopa) de óleo de linhaça
3 colheres (sopa) de sementes de linhaça torradas

Em uma frigideira, aqueça o kamut mexendo o tempo todo até os grãos começarem a pipocar, cerca de 3 minutos. Acrescente 1 xícara de água e um pouco de sal (a gosto), diminua a chama para fogo brando e deixe cozinhar por 10 minutos, mexendo de vez em quando. Aos punhados, adicione o amaranto e a quinoa e mexa para combiná-los. Continue a cozinhar em fogo brando, mexendo de vez em quando, até os grãos amaciarem, cerca de 15 minutos. Junte ao pilafe o kamut quente e o óleo de macadâmia e misture bem. Sirva em pratos individuais, regue com o óleo de linhaça e guarneça com as sementes de linhaça torradas.

PILAFE DE CEREAIS INTEGRAIS

Porções: 6 *Carboidrato por porção: 15*

1/2 xícara de centeio, lavado
3 colheres (sopa) de teff**
1/4 de xícara de painço
sal kosher
3/4 de xícara de farinha integral

Em uma panela grande, aqueça 1 1/2 xícara de água e deixe abrir fervura. Acrescente o centeio aos punhados, mexa e cubra. Reduza a chama para

*Cereal nativo do Egito, semelhante ao trigo. Disponível no mercado brasileiro. (*N. do E.*)
**Cereal cultivado originalmente na Etiópia. Disponível no mercado brasileiro. (*N. do E.*)

fogo brando e deixe cozinhar por 15 minutos. Acrescente o teff, mexa, tampe e deixe cozinhar até a água evaporar, por cerca de 25 minutos. Em uma frigideira grande em fogo médio torre o painço por cerca de 3 minutos, mexendo o tempo todo para não queimar. Acrescente um copo de água fria e sal, mexa e tampe. Reduza a chama para fogo brando e deixe cozinhar com tampa durante 15 a 20 minutos, até a água evaporar. Tire do fogo, solte com um garfo para ficar fofinho e tampe. Ferva 4 xícaras de água em uma panela pequena. Acrescente a água fervendo ao centeio, aumente o fogo para médio e agregue aos punhados a farinha e mais sal, batendo para não formar grumos. Deixe cozinhar em fogo brando até engrossar, mexendo constantemente, por cerca de 2 minutos. Acrescente o painço quente ao pilafe e misture para combinar os grãos. Distribua em 6 pratos e sirva com creme de cardamomo (ver receita).

PREPARAÇÃO DO CREME DE CARDAMOMO

1 xícara de creme de leite sem soro
4 favas de cardamomo socadas
1 colher (sopa) de sementes gergelim torradas

Em uma panela pequena aqueça o creme e o cardamomo, deixando cozinhar em fogo brando. Despeje o creme sobre o pilafe e salpique o gergelim tostado.

POLENTA AO FORNO COM COGUMELO PORTO BELO

Porções: 6 *Carboidrato por porção: 14*

2L de caldo de galinha
2 colheres (sopa) de óleo de macadâmia
sal kosher
1 cogumelo Porto Belo, bem picado
375g de farinha de polenta integral
óleo de macadâmia em *spray*

Em uma panela grande deixe o caldo abrir fervura e em seguida reduza a chama para fogo baixo. Enquanto espera a panela ferver, aqueça o óleo em uma frigideira pequena e refogue o cogumelo até ficar macio, por cerca de 3 minutos. Retire do fogo e escorra. Aos poucos, coloque a farinha de polenta dentro do caldo, mexendo rapidamente com colher de pau. Reduza para fogo médio e deixe abrir fervura, mexendo constantemente. Acrescente sal a gosto. Ferva por mais 5 minutos e depois despeje a polenta em uma assadeira rasa de 3L untada com óleo. Acrescente delicadamente o cogumelo. Cubra com papel-alumínio untado com manteiga e deixe assar por 1 hora em forno preaquecido em 135°C. Antes de servir, remova o papel-alumínio.

QUIABO À MODA DE JÓ

Porções: 4 *Carboidrato por porção: 5*

- 1/2 xícara de amendoins triturados
- 1 xícara de farinha de amêndoas*
- 1 colher (chá) de sal
- 1/2 colher (chá) de pimenta branca
- 450g de quiabo fresco, cortado em pedaços de 0,5cm
- óleo de macadâmia suficiente para fritar

Misture o amendoim, a farinha de amêndoas, o sal e a pimenta em uma tigela grande. Acrescente o quiabo e misture até encobri-lo. Em uma frigideira grande de ferro fundido coloque uma camada de 5cm de óleo e deixe aquecer a 190°C. Frite o quiabo em lotes, por 4 minutos cada e seque em toalhas de papel.

---

*A farinha de amêndoas pode ser encontrada na maioria das lojas de produtos alimentícios naturais ou orgânicos. Se não conseguir achá-la, é fácil fazer. Em um processador, transforme em purê as amêndoas torradas, até homogeneizar — isto é a farinha de amêndoas. Para esta receita são necessários 185g.

QUINOA AMONTILLADA

Porções: 6 *Carboidrato por porção: 25*

Esta é mais uma receita adaptada de uma criação do chef Douglas Rodriguez.

225g de quinoa
3 dentes de alho fatiados
1/4 de xícara de óleo de macadâmia
1 pimentão vermelho pequeno, sem sementes, sem nervuras, cortado em cubos
1/2 xícara de salsinha fresca, bem picada
1/2 de xícara de azeitonas gregas, sem caroço e em cubos
sal

Lave a quinoa em uma tigela de água fria, esfregando-a entre as mãos. Repita a lavagem até a água sair transparente. Em uma panela média em fogo alto ponha a quinoa com água suficiente para cobri-la e deixe abrir fervura. Cozinhe em fogo brando por 10 minutos ou até a quinoa ficar transparente. Escorra e enxágüe sob água fria. Escorra novamente e reserve. Em uma panela pequena em fogo alto, refogue o alho no óleo por 1 minuto; acrescente o pimentão e continue a refogar por mais 2 minutos, até amaciar. Adicione à quinoa a mistura refogada e os demais ingredientes e sirva à temperatura ambiente.

SALADA DE ABOBRINHA GARDINER

Porções: 6 *Carboidrato por porção: 6*

Esta receita precisa de preparação antecipada.

900g de abobrinha, mistura de verde e amarela
1/2 cebola roxa em fatias finas
125g de pimenta verde suave, cortada em cubos
125g de suas azeitonas favoritas, cortadas em fatias

molho de azeite e vinagre
1 abacate picado
1/2 xícara de queijo branco fresco, esmigalhado

Corte as abobrinhas em fatias de 1,3cm de espessura. Cubra com água em uma panela e espere abrir fervura; reduza a chama e deixe cozinhar por 4 minutos ou até ficar quase macia. Não cozinhe em excesso. Escorra e resfrie em água gelada. Escorra novamente. Em uma tigela de inox, combine a abobrinha, a cebola, a pimenta e as azeitonas; misture com óleo e vinagre e deixe na geladeira por no mínimo 2 horas. Antes de servir misture com o abacate e o queijo.

SALADA DE CHURRASCARIA

Porções: 4 *Carboidrato por porção: 2*

4 fatias de bacon
1 cebola média, cortada fina
2 xícaras de creme de leite sem soro
1/2 xícara de creme de leite azedo
pimenta-do-reino moída grossa
1/2 colher (chá) de pimenta chilli vermelha em pó
1/4 de xícara de manjericão fresco picado
2 dentes de alho
1 alface americana grande, cortada em quatro

Frite o bacon em uma frigideira grande até ficar crocante, remova do fogo, enxugue em papel-toalha e triture; reserve uma colher de sopa de gordura da frigideira. Refogue nela a cebola em fogo médio por 10 minutos ou até ficar macia e levemente marrom. Retire do fogo e deixe esfriar. Em um processador, combine o creme de leite sem soro, o creme de leite azedo, a pimenta-do-reino, a pimenta vermelha, o orégano e o alho, processando até ficar homogêneo e cremoso. Guarneça cada quarto de alface com um pouco do molho, as cebolas fritas e o bacon.

SALADA DE COUVE CHINESA

Porções: 10 *Carboidrato por porção: 2*

Minha razão para escolher a couve chinesa é o menor teor de carboidrato comparado ao das demais espécies.

250g de creme de leite azedo
2 colheres (sopa) de vinagre de vinho branco
2 colheres (chá) de sementes de aipo
1 colher (chá) de sal
1/4 de colher (chá) de cominho em pó
500g de couve chinesa cortada fina

Misture bem todos ingredientes, exceto a couve chinesa, em uma tigela grande. Acrescente a couve, agitando para misturar o tempero. Guarde na geladeira até a hora de servir.

Variação
Acrescente 1/2 colher de chá de pimenta chipotle, 1/2 de chilli e molho tabasco e prepare do modo indicado na receita anterior.

SALADA DE COUVE-FLOR

Porções: 4 *Carboidrato por porção: 3*

2 xícaras de couve-flor, cortada em buquês
1 colher (sopa) de salsinha fresca picada
1 colher (sopa) de estragão fresco picado
1 colher (sopa) de coentro fresco picado
1 colher (sopa) de manjericão fresco picado
sal kosher
pimenta-do-reino moída na hora
4 colheres (sopa) de óleo de macadâmia

Em uma panela grande, ferva a couve-flor por 6 minutos ou até ficar *al dente*. Escorra e mergulhe em água gelada por 3 minutos. Escorra novamente e transfira para uma tigela grande de louça. Junte os ingredientes restantes e agite com cuidado para cobrir todos os buquês. Tempere a gosto e deixe na geladeira até o momento de servir.

SALADA DE FRANGO E ARROZ INTEGRAL

Porções: 4 *Carboidrato por porção: 18*

2 xícaras de água
450g de peito de frango, cortado em cubos
1 colher (chá) de sementes de aipo
1/2 xícara de arroz integral cru
sal
pimenta-do-reino

Ferva a água em uma panela funda de tamanho médio. Acrescente o frango e cozinhe até ficar macio, por cerca de 15 minutos. Remova o frango e retire da panela com escumadeira qualquer vestígio de gordura. Na água fervente, acrescente as sementes de aipo e o arroz; diminua a chama para fogo brando e deixe cozinhar com tampa por 30 minutos. Tire do fogo, tempere com sal e pimenta a gosto e solte os grãos com um garfo. Misture delicadamente o frango e o arroz e sirva.

SALADA DE LENTILHAS NORTH HAVEN

Porções: 4 *Carboidrato por porção: 12*

1/4 de xícara de óleo de macadâmia
1/8 de xícara de vinagre de vinho branco
1/4 de colher (chá) de ervas finas
2 colheres (sopa) de sumo de limão espremido na hora
1/2 colher (chá) de cominho em pó
1/2 colher (chá) de sal

- 1/2 colher (chá) de pimenta-do-reino moída na hora
- 1/4 de colher (chá) de pimenta vermelha socada
- 2 xícaras de lentilhas cozidas
- 1/2 pimentão vermelho cortado em cubos
- 1/2 cebola pequena cortada em cubos
- 1 1/2 colher (sopa) de coentro fresco picado

Junte e misture em uma tigela média de inox os 8 primeiros ingredientes. Acrescente as lentilhas e os demais ítens, agitando delicadamente para misturá-los. Tampe e guarde na geladeira por no mínimo 2 horas.
Observe que esta receita também pode ser usada como guarnição, podendo então servir 8 porções, o que levaria para 4,5 a contagem total de carboidrato por porção.

SALADA DE REPOLHO QUENTE

Porções: 10 *Carboidrato por porção: 8*

- 450g de lombo de porco salgado em cubos
- 3 colheres (sopa) de vinagre de vinho branco
- 2 colheres (sopa) de água
- 1 colher (chá) de sementes de aipo (alcarávia também serve)
- 1 colher (chá) de sal
- 3 xícaras de repolho cortado fino
- 60g de nozes de macadâmia picadas

Coloque o lombo em uma frigideira grande e pesada e deixe a gordura soltar lentamente. Retire da frigideira os pedaços marrons e crocantes, seque em papel-toalha e reserve. Na gordura que ficou na frigideira, coloque todos os outros ingredientes, exceto as nozes e o repolho. Deixe em fogo alto até ferver. Reduza a chama para fogo brando e acrescente o repolho. Deixe cozinhar por mais 1 minuto e sirva guarnecido com os cubos de lombo reservados e as nozes de macadâmia.

SALADA DRESSY SPRING

Porções: 4 *Carboidrato por porção: 5*

1 pé de alface americana grande, em 4 pedaços
molho de queijo gorgonzola (ver receita a seguir)
6 fatias de bacon torradas e trituradas
1/2 xícara de queijo parmesão ralado
1/4 de xícara de cebolinha picada na hora

Ponha 1/4 da alface em cada prato, regando-a com o molho. Em uma tigela pequena, junte o bacon, o queijo e a cebolinha e salpique sobre o molho. Pode-se usar qualquer molho nessa receita, mas a salada de alface americana com molho de gorgonzola é um prato clássico em churrascarias. A região dos Hamptons é rica em antigas tradições e nesta receita você consegue uma boa dose de monoinsaturados.

PREPARAÇÃO DO MOLHO DE QUEIJO GORGONZOLA

1 xícara de maconese (ver receita na página 266)
250g de creme de leite azedo
125g de queijo gorgonzola esmigalhado
1/4 de colher (chá) de sal
1 colher (chá) de sumo de limão

Misture todos os ingredientes em uma tigelinha e deixe na geladeira até a hora de servir. Como todos os demais, este molho pode ser preparado com antecedência, logo, faça o dobro da receita e guarde por alguns dias.

SALADA MEDITERRÂNEA DE CUSCUZ

Porções: 8 *Carboidrato por porção: 25*

3/4 de xícara de caldo de legumes
1 xícara de semolina

4 colheres (sopa) de óleo de macadâmia
435g de fundos de alcachofra picados em pedaços grandes
310g de pimenta chilli verde cortada em cubos
1/2 xícara de queijo branco esmigalhado
1/4 de xícara de pinhões torrados
1/4 de xícara de azeitonas gregas sem caroço
2 cebolinhas picadas
1 dente de alho fatiado
2 colheres (sopa) de manjericão fresco picado
2 colheres (sopa) de hortelã fresca picada
2 colheres (sopa) de coentro fresco picado

Ponha a ferver o caldo em uma panela pesada e junte a semolina. Tampe, deixe voltar a ferver e retire do fogo. Deixe descansar por 5 minutos. Regue com o óleo, misture e deixe esfriar. Junte a esse cuscuz as alcachofras e os 9 ingredientes seguintes, mexendo delicadamente antes de servir.

SUCOTASH À MODA SULISTA

Porções: 4 *Carboidrato por porção: 4*

4 colheres (sopa) de óleo de macadâmia
1 xícara de quiabo picado
1 1/2 xícara de feijão-fava cozidos
1 3/4 de xícara de vagem cortada
1/4 de xícara de cebolinha verde cortada fina, partes verdes e brancas
1/2 xícara de creme de leite sem soro
sal
pimenta-do-reino

Aqueça o óleo em uma frigideira, despeje todos os ingredientes, mexa e deixe cozinhar em fogo brando até engrossar um pouco e aquecer por completo. Tempere com sal e pimenta a gosto.

VAGEM À HAMPTONS BAY

Porções: 4 *Carboidrato por porção: 4*

3/4 de colher (chá) de sal
450g de vagens frescas, com as pontas aparadas
4 colheres (sopa) de óleo de macadâmia
1 cebola pequena fatiada
1 talo de aipo sem pele e cortado na diagonal
2 dentes de alho fatiados
2 ramos de alecrim fresco picados
1/4 de xícara de salsinha fresca picada

Em uma panela grande ferva água e sal. Acrescente as vagens, tampe e deixe cozinhar por 10 a 12 minutos ou até amaciarem. Escorra e mergulhe em um banho gelado para interromper o cozimento; escorra novamente. Em uma panela aqueça o óleo em fogo médio, acrescente a cebola e o aipo e refogue por 5 minutos. Junte o alho, o alecrim, o sal a gosto e a salsinha; refogue por 5 minutos ou até ficar bem quente.

VAGEM À SMOTHERED BELLE

Porções: 6 *Carboidrato por porção: 5*

4 colheres (sopa) de óleo de macadâmia
3 talos de aipo, sem pele e aparados
450g de vagem
1 cebola média picada
1 pimentão vermelho picado
1 pimentão amarelo picado
2 dentes de alho fatiados
1 raminho de tomilho fresco picado na hora
1/2 xícara de manjericão fresco picado
1/4 de colher (chá) de pimenta-do-reino
1/2 colher (chá) de sal
4 fatias de bacon, torradas e trituradas

Em uma frigideira grande esquente óleo de macadâmia. Refogue o aipo, a vagem, a cebola e os dois tipos de pimenta em fogo médio até amaciar, por 12 a 15 minutos. Junte os 5 ingredientes seguintes e continue a refogar, mexendo sempre, por cerca de 5 minutos ou até a vagem ficar macia. Acrescente o bacon.

VAGEM AO LIMÃO

Porções: 4 *Carboidrato por porção: 3*

2L de água
1 colher (chá) de sal
450g de minivagens
4 colheres (sopa) de óleo de macadâmia
2 colheres (sopa) de raspa de limão
1 colher (sopa) de sumo de limão espremido na hora
1 colher (chá) de pimenta-do-reino

Coloque a água em uma panela de fundo espesso. Acrescente o sal e as vagens e deixe cozinhar por 7 minutos. Em seguida mergulhe na água gelada para interromper o processo de cozimento e escorra. Aqueça o óleo em uma panela pesada, em fogo médio; acrescente as vagens e refogue por 2 minutos. Junte a raspa de limão e continue a refogar por mais um minuto. Tempere com sumo de limão e pimenta-do-reino. Sirva imediatamente.

VINAGRETE DE BERINJELAS WEST HAMPTON

Porções: 6 *Carboidrato por porção: 6*

Este prato tem uma fase prévia de preparação.

2 berinjelas grandes
2 1/2 colheres (chá) de sal

2 abobrinhas pequenas
2 abóboras amarelas
8 colheres (sopa) de óleo de macadâmia
4 dentes de alho fatiados
$1/4$ de xícara de manjericão fresco picado
$1/4$ de xícara de tomilho fresco picado
$1/4$ de xícara de salsinha fresca picada
3 colheres (sopa) de vinagre de vinho tinto
óleo de macadâmia em spray

Corte as berinjelas em fatias de 1cm de espessura e tempere com 1 $1/2$ colher de sopa de sal. Ponha as fatias sobre uma camada simples de papel-toalha e deixe descansar por 1 hora. Nesse meio-tempo, corte as abobrinhas e as abóboras, no sentido do comprimento, em fatias de 6mm ou mais finas e reserve. Em um processador de alimentos, junte $1/2$ colher de chá de sal, o óleo de macadâmia, o alho fatiado, o manjericão, o tomilho, a salsinha e o vinagre e ponha a processar, parando de vez em quando para remover o que ficar nas paredes do copo. Enxágüe as fatias de berinjela e seque em um pano. Pincele as fatias com a mistura de óleo e polvilhe mais $1/4$ de colher de chá de sal. Arrume as berinjelas em uma camada simples, no grill levemente untado de óleo. Grelhe as fatias cobertas, em temperatura média, por 10 a 12 minutos ou até ficarem levemente tostadas, virando-as e pincelando com a mistura de óleo. Quando estiverem prontas, retire do grill. Polvilhe as fatias de abóbora e de abobrinha com $1/4$ de colher de chá de sal, pincele com a mistura de óleo e grelhe da mesma forma que as berinjelas, sendo 5 minutos para um lado e 2 minutos para o outro. Em uma assadeira de 35 x 25cm arrume em camada simples os legumes grelhados. Regue-os com o restante da mistura de óleo, cubra e deixe na geladeira por cerca de 8 horas.

Sobremesas

BISCOITINHOS DE COCO E AMÊNDOA

Porções: 16 *Carboidrato por porção: 10 (2 docinhos)*

250g de coco ralado sem açúcar

250g de farinha de amêndoas (qualquer tipo pode ser usado)

4 colheres (sopa) de óleo de macadâmia

1 colher (sopa) de adoçante em pó

Em uma tigela de inox combine todos os ingredientes e misture bem. Para cada biscoito, coloque uma colher da mistura na assadeira. Asse em forno preaquecido a 160°C por cerca de 6 minutos ou até os biscoitos começarem a dourar. Retire do calor e deixe esfriar em local arejado.

CHEESECAKE DE FRAMBOESA

Porções: 8 *Carboidrato por porção: 2*

Esta receita é a grande favorita de meus pacientes. Você pode usar qualquer gelatina dietética de sua preferência e, assim, sempre terá uma sobremesa diferente.

1 pacote de gelatina de framboesa sem açúcar

1 xícara de água fervente

500g de queijo cremoso

Polvilhe a gelatina sobre a água fervente e mexa até dissolver bem. Em uma tigela, bata o queijo cremoso até ficar bem macio. Com a batedeira ligada, vá somando a gelatina, 1/4 de xícara de cada vez, e misturando até ficar homogêneo. Coloque em uma forma de 20 x 20cm e deixe na geladeira até ficar firme, por cerca de 2 horas.

CHEESECAKE GEORGICA

Porções: 12 *Carboidrato por porção: 8*

2 xícaras de coco ralado sem açúcar

1 xícara de adoçante em pó

1 xícara de manteiga sem sal derretida

990g de queijo cremoso derretido

3 ovos

1 gema

340g de leite de coco sem açúcar

1 xícara de creme de leite sem soro

Em uma tigela média junte 1 1/2 xícara de coco ralado, o substituto de açúcar e a manteiga e misture bem. Cubra com essa massa o fundo e as laterais de uma forma de aro desmontável de 22cm untada. Leve à geladeira. Bata o queijo cremoso com 3/4 de xícara de adoçante em pó em uma tigela grande até ficar homogêneo e fofo. Acrescente os ovos e a gema de ovo, um de cada vez, batendo bem após cada adição. Batendo o tempo todo some o leite de coco, o creme de leite sem soro e 1/2 xícara de coco ralado, até misturar bem. Despeje na forma preparada. No forno preaquecido a 150°C deixe assar por 90 minutos ou até crescer e dourar. Deixe esfriar em lugar arejado e guarde coberto na geladeira para refrigerar.

Variação

Faça um purê com suas frutas silvestres favoritas no processador ou liquidificador e despeje-o sobre o bolo.

CREME GELADO DE COCO

Porções: 4 *Carboidrato por porção: 6*

Essa receita básica pode ser transformada em uma variação com qualquer fruta silvestre ou qualquer sabor de frutas que você prefira. A contagem de carboidrato por porção pode variar ligeiramente, dependendo da fruta escolhida.

1 xícara de creme de leite sem soro
1 xícara de coco ralado sem açúcar
gelo

Combine todos os ingredientes em um liquidificador, batendo até a mistura ficar bem líquida. Despeje em taças e congele.

Variação
Creme gelado de limão: Use a mesma receita, acrescentando sumo de limão siciliano ou Taiti. Observe que essa versão pode necessitar de uma colher de chá de adoçante artificial.

FLÃ DE RICOTA

Porções: 6 *Carboidrato por porção: 2*

1 xícara de ricota
2 ovos grandes
1/2 xícara de queijo cottage
1/2 colher (chá) de sal
2 pacotes de stevia
1/2 colher (chá) de extrato de baunilha
óleo de macadâmia em spray

Em uma tigela média combine a ricota e os ovos e misture até ficar homogêneo. Acrescente queijo cottage, sal, stevia e baunilha, misturando novamente até homogeneizar. Despeje a massa em formas pequenas untadas com o óleo de macadâmia. Asse em forno preaquecido a 175°C, por 12 a 15 minutos. Deixe esfriar por 5 minutos e remova das formas, emborcando-as em um prato.

PICOLÉ DE AMORA

Porção: 1 *Carboidrato por porção: 6*

Para variar, pode ser preparado com a fruta silvestre de sua escolha.

1/2 xícara de amoras
1/2 xícara de creme de leite sem soro
gelo

Combine no liquidificador todos os ingredientes, batendo até o gelo ficar crocante. Acrescente uma xícara de água, coloque em formas de picolé e congele. Esta receita pode ser preparada em quantidade maior. As crianças adoram.

SORBET DE FRUTAS SILVESTRES MISTAS

Porções: 2 *Carboidrato por porção: 6*

250g de creme de leite sem soro
60g de frutas silvestres
gelo
250mL de água

Reserve 30g das frutas e bata no liquidificador todos os ingredientes restantes. Despeje a mistura em duas taças e coloque por cima as frutas reservadas.

TORTA DE COCO

Porções: 4 *Carboidrato por porção: 4*

450g de queijo branco dividido em 4 pedaços iguais
250g de coco ralado sem açúcar
250g de creme de leite sem soro
4 colheres (sopa) de creme de leite azedo
4 nozes de macadâmia

Ponha cada pedaço de queijo branco em um prato de sobremesa refratário. Salpique com coco ralado e coloque no forno preaquecido a 200°C por cerca de 5 minutos ou até o queijo começar a derreter. Retire do calor e deixe esfriar por 5 minutos. Despeje o creme sobre cada pedaço; enfeite com uma colherada de creme de leite azedo e uma noz de macadâmia.

Molhos e saladas

MOLHO CREMOSO DE AMENDOIM

Porções: 4 *Carboidrato por porção: 2*

2 colheres (sopa) de maconese (ver receita na página 266)
2 colheres (sopa) de creme de leite sem soro
1 colher (chá) de mostarda de Dijon
1 colher (chá) de raiz-forte
1 colher (sopa) de manteiga de amendoim com pedaços, sem açúcar

Misture bem todos os ingredientes em um pequeno processador de alimentos, até homogeneizar.

MOLHO CREMOSO DE COENTRO E NOZES

Porções: 24 *Carboidrato por porção: 1*

1 xícara de coentro fresco picado
1/4 de xícara de queijo parmesão ralado
1/2 xícara de nozes de macadâmia picadas
2 dentes de alho fatiados
250g de queijo de cabra suave
1/4 de xícara de óleo de macadâmia
sal kosher

Num processador de alimentos, combine todos os ingredientes exceto o óleo e deixe bater até ficar bem misturado. Acrescente o óleo aos poucos, processando até ficar homogêneo. Este molho, de tão gostoso, pode ser usado em carnes e peixes.

MOLHO CREMOSO DE ESPINAFRE E ABACATE

Porções: 24 *Carboidrato por porção: 1*

2 xícaras de folhas de espinafre fresco
1/4 de xícara de creme de leite sem soro
1/2 cebola roxa cortada em cubos
1 colher (sopa) de pimenta chilli verde
1 colher (chá) de sumo de limão espremido na hora
1/4 de xícara de óleo de macadâmia
1/2 abacate médio, descascado e fatiado

Cozinhe o espinafre em uma panela de água fervente com sal por cerca de 1 minuto. Escorra e lave com água fria; escorra novamente e aperte para retirar a água. Em um processador de alimentos, coloque os ingredientes restantes com exceção do abacate e bata até o espinafre estar bem picado, mas sem liquidificar. Amasse o abacate em separado e depois junte-o à mistura de espinafre.

MOLHO CREMOSO DE PESTO

Porções: 12 *Carboidrato por porção: 1*

1/4 de xícara de pesto fresco
1 colher (chá) de sumo de limão espremido na hora
1/2 xícara de maconese (ver receita na página 266)
sal
pimenta do reino moída na hora
1 colher (sopa) de pinhões torrados

Junte em uma tigela todos os ingredientes, menos os pinhões, e tempere com sal e pimenta. Ao servir polvilhe com os pinhões.

MOLHO CREMOSO DE QUEIJO E CARNE

Porções: 12 *Carboidrato por porção: 2*

450g de carne moída magra
2 cebolinhas em fatias
tempero para fajitas
3/4 de xícara de água
1 colher (chá) de pimenta vermelha socada
sal
250g de queijo prato ou cheddar picado

Refogue a carne em uma frigideira até estar cozida, por cerca de 8 minutos; escorra e devolva à frigideira. Acrescente todos os ingredientes restantes, com exceção do queijo, deixe ferver, reduza a chama e cozinhe em fogo brando por 5 minutos. Junte o queijo, mexa até derreter e deixe cozinhar por mais 10 minutos até engrossar, mexendo constantemente. Tire do fogo e sirva em uma molheira.

MOLHO CREMOSO DE RAIZ-FORTE

Porções: 24 *Carboidrato por porção: 1*

370g de queijo cremoso
1 dente de alho fatiado
1 colher de ervas finas
3 colheres (sopa) de raiz-forte fresca
1/4 de xícara de creme de leite azedo
1 colher (sopa) de aneto fresco picado

Deixe o queijo amolecer e misture todos os ingredientes em uma tigela; leve à geladeira para resfriar.

MOLHO DE BACON E ROQUEFORT

Porções: 4 *Carboidrato por porção: 2*

2 colheres (sopa) de maconese (ver receita na página 266)
2 colheres (sopa) de creme de leite sem soro
1 colher (chá) de mostarda de Dijon
1 colher (chá) de raiz-forte
125g de queijo roquefort esmigalhado
4 fatias de bacon torradas e trituradas

Misture bem todos os ingredientes.

MOLHO DE CREME DE LEITE AZEDO

Porções: 8 *Carboidrato por porção: 2*

3 ovos cozidos firmes
1 limão espremido na hora
1 xícara de creme de leite azedo
2 colheres (sopa) de creme de leite sem soro
sal
pimenta-do-reino

Ponha as gemas e o restante dos ingredientes em um processador e bata até ficar homogêneo. Você talvez precise afinar o molho com um pouco mais de creme para alcançar a consistência desejada.

MOLHO TRADICIONAL PARA SALADA CAESAR

Porção: $^1/_2$ xícara *Carboidrato por porção: 1*

4 filés de anchova amassados
$^1/_2$ colher (chá) de mostarda Dijon
2 dentes de alho fatiados
2 colheres (sopa) de sumo de limão espremido na hora

1 gema de ovo (se você não gosta de ovo cru, substitua por 1 colher [sopa] de maconese [ver receita na página 266])
1/2 xícara de óleo de macadâmia
1/2 xícara de parmesão ralado na hora
sal kosher
pimenta-do-reino moída na hora, grossa

Em uma tigela pequena, junte todos os ingredientes e misture bem. Tempere a gosto. Tradicionalmente, rega-se com esse molho a salada de alface romana, mas qualquer tipo de hortaliça fresca encontrada no mercado pode ser usada.

MOLHO VINAGRETE

Porção: 1/2 xícara *Carboidrato por porção: 0*

1 dente de alho socado
2 colheres (sopa) de vinagre de vinho branco
sal
pimenta-do-reino
1/2 xícara de óleo de macadâmia

Combine todos os ingredientes em um processador ou em uma tigela e misture até ficar homogêneo.

MOLHO VINAGRETE DE XEREZ

3 colheres (sopa) de mostarda de Dijon
1 gema
4 colheres (sopa) de vinagre de xerez
3/4 de xícara de óleo de macadâmia
sal
pimenta-do-reino

Em uma tigela, junte a mostarda e a gema. Acrescente uma colher de chá de vinagre e depois vá derramando o óleo aos poucos e batendo para formar uma emulsão espessa. Some o restante do vinagre e tempere com sal e pimenta.

SALADA AUSTRALIANA

Carboidrato por porção: 4

Esta é mais uma variação da salada básica com seu molho predileto. Basta acrescentar 60g de nozes de macadâmia torradas e 60g de queijo pecorino esmigalhado e saborear uma salada que é servida em todo canto da cidade de Sydney, na Austrália.

SALADA DE ENDÍVIA E ROQUEFORT

Porções: 4 *Carboidrato por porção: 4*

Esta receita foi adaptada de uma de minhas saladas prediletas, criada por um dos meus chefs preferidos de todos os tempos, Thomas Valenti.

95g de bacon em cubos
4 endívias grandes
125g de queijo roquefort esmigalhado
1 xícara de vinagrete de xerez (ver receita na página anterior)
2 colheres (sopa) de cebolinha picada
2 colheres (sopa) de salsinha picada
pimenta-do-reino moída na hora, grossa

Em uma panela de refogar, em fogo médio, frite o bacon até ficar bem cozido, por cerca de 6 minutos. Corte as endívias ao meio, ao comprido, e, com o lado plano para baixo, corte as metades em tirinhas finas. Em 4 pratos, arrume as tirinhas formando um quadrado. Polvilhe o quadrado com queijo, regue com vinagrete, espalhe a cebolinha e a salsa, usando metade dos ingredientes. Tempere com pimenta-do-reino. Coloque por cima outro quadrado, perpendicular ao primeiro. Seque o bacon com toalha de papel e distribua os cubinhos por igual entre os 4 pratos. Acrescente o restante do vinagrete, das cebolinhas e da salsa antes de servir.

SALADA DE PARMESÃO E NOZES

Carboidrato por porção: 4

Esta é igual a uma salada tradicional com seu molho favorito e raspas de parmesão, conforme descrito na salada de rúcula e raspas de parmesão, a seguir. A única diferença é que se pode acrescentar 60g de suas amêndoas favoritas torradas (pecãs, nozes e macadâmia funcionam muito bem no caso) para dar mais textura.

SALADA DE PEPINO E CEBOLA

Porções: 8 *Carboidrato por porção: 4*

2 cebolas grandes
3 pepinos com casca, sem sementes, cortados ao meio no comprimento
gelo em cubos (2L de água)
1/4 de xícara de vinagre de vinho branco
1/2 colher (sopa) de sal

Corte as cebolas e os pepinos em fatias e arrume-os em camadas com o gelo em uma tigela rasa. Tempere com o vinagre e o sal.

SALADA DE RÚCULA E RASPAS DE PARMESÃO

Carboidrato por porção: 2

Esta é uma variação da salada verde tradicional: você vai usar rúcula no lugar das folhas de alface. A rúcula, quando colhida fresca, tem um sabor deliciosamente amargo e picante, que se sustenta bem com um delicioso parmesão curtido. Basta preparar a rúcula como você faria com qualquer alface, escolher o molho, misturá-lo com as folhas e colocar em um prato.

Depois, raspe um pouco de seu melhor parmesão sobre a salada. Com uma ou duas fatias muito finas ficará deliciosa.

SALADA DE VERDURAS PICADAS

Carboidrato por porção: 4

Esta é uma excelente maneira de variar. Gosto muito de preparar assim minha salada. Ainda que contenha os mesmos ingredientes da salada comum, o fato de estes estarem picados dá um sabor diferente ao prato. A melhor opção é usar as verduras da estação, que costumam ser mais tenras.

8 xícaras de verduras frescas picadas
1 cebola roxa pequena, picada
2 talos de aipo sem pele e picados
1 pepino descascado e picado
125g de queijo stilton
125g de pancetta cortada em cubos pequenos
3 colheres (sopa) de chalota em cubos
3 colheres (sopa) de vinagre de vinho tinto
1/3 de xícara de óleo de macadâmia

Os 4 primeiros ingredientes podem ser picados no processador. Em uma tigela grande, combine as verduras, a cebola, o aipo, o pepino e o queijo. Em uma frigideira média em fogo médio frite a pancetta até soltar a gordura. Acrescente a chalota e continue a saltear até a pancetta ficar crocante e a chalota transparente, por cerca de 6 minutos. Adicione-as à tigela das verduras. Ponha o vinagre na frigideira e deixe ferver por um minuto. Retire do fogo e misture o óleo. Despeje sobre as verduras e misture bem.

SALADA GREGA

Carboidrato por porção: 4

Esta é outra variação da salada de alface — fazer uma salada interessante requer nada mais que um pouco de imaginação e ingredientes diferentes.

1/2 colher (chá) de orégano desidratado
1 dente de alho fatiado
6 rabanetes em fatias finas
1 xícara de azeitonas sortidas
185g de queijo feta esmigalhado (uso com freqüência um tipo temperado com grãos de pimenta, que acrescenta sabor e textura ao prato)
hortaliças variadas

Ponha em uma tigela todas as hortaliças escolhidas. Misture seu habitual molho vinagrete com os demais ingredientes, junte a mistura às verduras e agite para combiná-las bem.

SALADA QUENTE DE ESPINAFRE E PECÃS

Carboidrato por porção: 4

Antes de temperar o espinafre com molho de salada, aqueça-o bem em uma frigideira média com algumas colheres de sopa de óleo de macadâmia, por cerca de 2 minutos. Tempere normalmente e polvilhe com uma colher de sopa de pecãs torradas.

Muitos dos molhos cremosos podem ser usados como marinadas para a carne, o que acrescenta outra dimensão a seus cardápios planejados.

Receitas-surpresa

As receitas extras a seguir são contribuição de Tom Valenti e figuraram no *Dan's Papers*, jornal local que é leitura obrigatória entre os veranistas dos Hamptons. Os pratos são indicados para quem está na fase da manutenção da dieta, por isso a contagem de carboidrato não está incluída.

FRITADA CAIPIRA

Porções: 4

1/3 de xícara de óleo de macadâmia
1/2 xícara de cebola picada
1 abobrinha verde cortada em cubos de 2,5cm
1 abobrinha amarela cortada em cubos de 2,5cm
12 champignons cortados em 4
10 ovos
1/2 xícara de água
2 colheres (sopa) de manjericão fresco picado
sal
pimenta-do-reino
185g de queijo de cabra

Preaqueça o forno a 175°C. Aqueça o óleo em fogo médio em uma frigideira antiaderente grande; acrescente a cebola e refogue por 2 minutos até ficar macia. Junte as abobrinhas e os cogumelos, tempere ligeiramente com sal e pimenta-do-reino e refogue com cuidado. Enquanto isso, quebre os ovos em uma tigela e adicione água. Bata até ficar fofinho, depois junte o manjericão e tempere levemente com sal e pimenta. Despeje a mistura de ovos sobre os legumes, reduza a chama para fogo baixo, desmanche o queijo de cabra em pedaços e distribua-o por igual sobre os ovos batidos. Transfira a fritada para o forno e deixe assar por 15 a 18 minutos ou até o centro estar firme. Agite a frigideira para a fritada não grudar e leve para uma travessa. Deixe esfriar um pouco antes de servir. Essa receita é excelente para almoço, servida com uma pequena salada verde temperada com óleo de macadâmia, sal, pimenta-do-reino e um pouco de queijo parmesão ralado na hora.

LOMBINHO DE PORCO EAST END

Porções: 4

Este prato deve ser preparado com pelo menos 2 horas de antecedência.

4 lombinhos (total 730g)
sal kosher
pimenta-do-reino moída na hora
1 xícara de óleo de macadâmia
1 colher (sopa) de gergelim torrado
1 colher (chá) de gengibre ralado
3 colheres (sopa) de molho de soja
1 ½ colher (sopa) de vinagre de arroz
1 colher (chá) de alho fatiado
135g de vagem

Coloque os pedaços de carne em um prato refratário. Tempere levemente cada filé com sal e pimenta e reserve. Combine os demais ingredientes exceto as vagens em uma tigela de inox; misture bem. Separe ¼ da marinada para os legumes. Despeje o restante sobre a carne, guardando no refrigerador até o momento de usar, virando a cada meia hora. No momento de levar a grelhar, acenda o grill em temperatura alta e remova da marinada a carne de porco. Deixe assar durante 5 a 6 minutos de cada lado, para ficar ao ponto, pincelando com a marinada.

Enquanto o porco estiver marinando, branqueie as vagens mergulhando-as em água fervente com sal durante 2 minutos. Retire do fogo imediatamente e coloque em um banho de água gelada para interromper o cozimento. Regue as vagens com a marinada que deixou de reserva e leve à geladeira até o momento de servir. Quando o porco estiver pronto, coloque um pedaço em cada prato, distribuindo entre eles as vagens, e enfeite com sementes de gergelim torradas.

MACONESE

Porções: 2 xícaras

3 gemas
sumo de 1/2 limão
1 1/3 de xícara de óleo de macadâmia

Junte no processador as gemas e o sumo de limão. Ligue a máquina e some aos poucos um fio de óleo até a mistura ficar espessa e emulsionada. Você pode temperar com sal, pimenta-do-reino e sua erva favorita — estragão, cebolinha, manjericão etc. Outra variação é misturar caviar ou mostarda de Dijon a gosto. Assim, a cada vez você terá uma receita diferente.

VARIAÇÕES DA MACONESE

Como a maconese é tão versátil e a receita rende um volume tão grande, você pode experimentar sabores diferentes acrescentando elementos à receita básica, criando muitas variações e pratos deliciosos ricos em monoinsaturados. Sempre tenho na geladeira a maconese básica e uso as variações a seguir quando preciso de alguma mudança. São todas deliciosas e você poderá fazer facilmente suas próprias versões.

Dijonese:
Adicione 1 colher (sopa) de mostarda de Dijon.

Japonesa:
Adicione 1 colher (chá) de mostarda wasabi.

Mexicana:
Adicione 2 pimentas chipotle em vinha-d'alhos, sem sementes e cortadas em fatias finas.

Molho brunch:
Adicione 1 colher (chá) de raiz-forte.

Molho filé:
Adicione 1 xícara de queijo azul ou gorgonzola bem desmanchado.

Nova Delhi:
Adicione cominho e cúrcuma, 1 colher (chá) de cada.

Oriental:
Adicione 1 1/2 colher (chá) de gengibre fresco ralado na hora.

Provençal:
Adicione uma raspa de trufas negras ou 1 colher (chá) de óleo de trufas brancas.

Tailandesa:
Adicione uma cebolinha picada, 2 colheres (sopa) de pasta de chilli vermelho e uma pimenta jalapeña, sem sementes e picada.

PEIXE GRELHADO COM MACONESE DE ERVAS E SALADA DE VERÃO

Porções: 4

4 filés frescos (185g cada) de seu peixe favorito

3 talos de aipo, sem pele e cortados na diagonal em fatias finas

6 rabanetes em fatias finas

1 xícara de salsinha (só folhas externas)

1 pé de funcho em fatias finas

1/2 cebola roxa em fatias finas

2 colheres (sopa) de sumo de limão

4 colheres (sopa) de óleo de macadâmia

Ponha todos os ingredientes da salada em uma tigela de inox, tempere com o sumo de limão e o óleo; ponha sal e pimenta a gosto. Misture bem e deixe marinar. Enquanto isso, tempere os filés de peixe com sal e pimenta-do-reino; pincele de leve com óleo os dois lados, depois coloque os filés em uma grelha quente e deixe grelhar por 5 a 6 minutos de cada lado, dependendo da espessura e do grau de cozimento desejado. Para servir, basta dividir por igual entre 4 pratos a salada marinada e colocar sobre ela uma porção de peixe grelhado. Enfeite com uma colherada de maconese (ver receita na página 266).

SALADA DE TOMATE E CROUTONS COM PEITO DE FRANGO

Porções: 4

Para a marinada:

1 1/2 xícara de óleo de macadâmia

2/3 de xícara de vinagre de vinho tinto

1 dente de alho fatiado

1/2 colher (chá) de tomilho fresco picado

1 colher (chá) de manjericão fresco picado

1/3 de xícara de queijo parmesão ralado

1 1/2 colher (chá) de sal
1 colher (chá) de pimenta-do-reino moída na hora

4 peitos de frango para assar, com pele e osso
3 tomates amadurecidos no pé, cortados em pedaços de 2,5cm
sal
pimenta-do-reino
croutons
1/2 cebola roxa, cortada em cubinhos

Junte em uma tigela todos os ingredientes da marinada e misture bem. Despeje sobre os pedaços de frango metade da marinada. Deixe a carne marinar pelo menos 30 minutos, virando uma vez. Enquanto o frango estiver marinando, tempere os tomates de leve com sal e pimenta. Misture em uma tigela os tomates, os croutons e a cebola. Regue a mistura com o restante da marinada e tempere a gosto. Deixe curtir enquanto assa o frango em fogo médio, virando de vez em quando, por 25 a 30 minutos ou até estar firme ao toque ou os sucos ficarem transparentes. Para servir, distribua por igual em 4 pratos a salada de tomate e coloque o frango por cima.

SUCOTASH DE CAMARÕES À SAGAPONACK
Porções: 4

24 camarões descascados, limpos e abertos ao meio (12 a 14 porções de carboidrato)
1/2 xícara de óleo de macadâmia
1 1/2 xícara de mini-espigas de milho frescas, cruas
1 maço de cebolinha picada, sem a parte verde
cogumelos, pimentões ou outra hortaliça fresca, cortados em cubos
1/4 de xícara de vinho branco
1/3 de xícara de caldo de galinha — baixo teor de sódio
2 colheres (sopa) de manteiga

Aqueça o óleo em uma caçarola grande ou wok. Refogue por 1 a 2 minutos, em fogo forte, o milho, a cebolinha e as outras hortaliças. Acrescente o vinho branco e deixe o álcool evaporar por mais 1 minuto. Acrescente o caldo de galinha e deixe ferver por 30 segundos. Misture a manteiga e mexa por 30 segundos ou até que ela se integre à mistura. Reduza a chama, acrescente os camarões e deixe cozinhar em fogo brando, 2 minutos de cada lado. Distribua em 4 tigelas e sirva acompanhado de seu arroz integral favorito ou qualquer outro cereal integral.

VIEIRAS AO FORNO MAIN BEACH

Porções: 4

750g de vieiras
2 tomates frescos, sem sementes, em cubos
1 dúzia de folhas de estragão fresco
1 colher (sopa) de alcaparras
2 colheres (sopa) de salsa fresca picada
2 colheres (sopa) de sumo de limão espremido na hora
2 colheres (sopa) de vinho branco
3 colheres (sopa) de óleo de macadâmia
pimenta-do-reino moída na hora
sal kosher

As vieiras são realmente difíceis de manusear para grelhar, exceto quando no espeto; portanto, experimente essa forma prática de prepará-las. Corte 50cm de papel-alumínio, estique sobre uma mesa e dobre as bordas. Coloque os moluscos sobre a metade da folha. Misture todos os outros ingredientes em uma tigela de inox e espalhe com colheradas sobre as vieiras. Dobre a outra metade do papel sobre elas, selando as bordas com firmeza. Isso pode ser preparado com 2 ou 3 horas de antecedência, mas não antes. Preaqueça o grill e coloque o envelope de alumínio na prateleira de cima, se houver; caso contrário, também serve colocar diretamente sobre o fogo médio. Tampe e deixe grelhar por 8 a 10 minutos — as vieiras devem ficar transparentes no centro. Este prato pode ser servido direto ao sair do forno, tomando-se cuidado ao abri-lo, por causa do vapor, dividido igualmente em 4 pratos. Também pode ser servido como uma salada fria de frutos do mar, simplesmente deixando-o na geladeira a noite inteira, dependendo de seus planos de fim de semana. Se preferir, pode assá-lo no forno preaquecido a 190°C, por 8 a 9 minutos.

Apêndice A • Recursos

Gostaria de mencionar alguns indivíduos e empresas da indústria alimentícia que você deveria conhecer. Os recursos indicados neste livro não pretendem abranger todas as opções disponíveis — são apenas fornecedores e produtos que me sinto à vontade para indicar.

Para obter o óleo MacNut, a melhor marca de óleo de macadâmia australiano selecionado, basta visitar a página da empresa na Internet: www.macnutoil.com. Você vai encontrar uma lista de lugares que vendem o óleo ou poderá encomendá-lo on-line e recebê-lo em sua casa. Admiro tanto esse produto que ajudei a montar uma empresa para torná-lo prontamente disponível.

Conforme mencionei anteriormente, quero apresentar os dois chefs que tornaram possíveis algumas das receitas e me ajudaram a apresentar aos habitantes de Nova York e dos Hamptons o sabor estimulante e delicioso do óleo de macadâmia australiano.

Tom Valenti é um dos mais respeitados chefs nova-iorquinos. Sua culinária de sabores intensos arranca aplausos da mídia gastronômica há mais de uma década. Já foi homenageado por todos os principais críticos gastronômicos e revistas de gastronomia dos Estados Unidos, inclusive *Gourmet, Food and Wine, Bon Appetit, New York Magazine* e *New York Times*. Tom é autor de *Welcome to My Kitchen* (HarperCollins) e *Soup, Stews, and One-Pot Meals*, e é convidado assíduo do canal gastronômico

Food Network e da maioria dos principais programas da televisão americanos. Ele não só é um chef talentoso, mas também tem um coração de ouro. É fundador da organização Windows of Hope, criada depois da tragédia de 11 de setembro no World Trade Center para ajudar famílias de trabalhadores da indústria de bebidas e gêneros alimentícios. Até o momento, levantou mais de 20 milhões de dólares. Para informação adicional sobre Tom, favor visitar www.ouestny.com.

Doug Rodriguez começou a carreira em Miami e ajudou a apresentar aos Estados Unidos a *nouvelle cuisine* cubana. Foi reconhecido por publicações como *New Yorker, Gourmet, New York Times* e pela James Beard Foundation. Rodriguez é autor de *Nuevo Latino*, *Latin Ladles*, *Latin Flavors on the Grill* e *The Great Ceviche Book*. Tem feito numerosas aparições na televisão, inclusive em *Late Night with David Letterman*, *Good Morning America*, *Today* e *CBS Weekend This Morning*. Informações adicionais podem ser encontradas em sua página na Internet: www. chefdouglasrodriguez.com.

Acho extremamente importante se alimentar de modo mais orgânico possível, e isso quer dizer encontrar carnes orgânicas. A maioria das carnes, até aquelas marcadas como *naturais*, provém de animais que não foram adequadamente alimentados. É fundamental conseguir carne de animais que comem o que de fato deveriam comer. Ao tentando decidir sobre escolher carnes orgânicas ou naturais, o fator mais importante a considerar é: se o animal não foi criado com alimentos que é geneticamente programado para comer, sua carne não é verdadeiramente orgânica. O animal verdadeiramente "orgânico" deveria ser uma vaca que se alimentou de capim ou um frango que se alimentou de presas naturais como minhocas — exatamente o que ambas estariam comendo se estivessem soltas na natureza. Além disso, os animais criados organicamente devem ter espaço para se movimentar, e não ficar confinados. A forma como os animais são conservados em confinamento interfere no conteúdo de ácidos graxos dos produtos derivados de sua carne.

A maioria dos produtos animais naturais estará isenta de antibióticos e hormônios do crescimento. Digo "a maioria" porque existe uma diretriz governamental norte-americana que permite aos criadores chamar de "natural" a carne produzida por animais que receberam só uma pequena porcentagem dessas substâncias.

Ovos orgânicos produzidos por galinhas caipiras podem, em geral, ser encontrados na maioria dos supermercados e lojas de alimentos especializados. Ao comprar peixes, procure averiguar se não foram criados em viveiros e se não fazem parte de alguma lista de espécies ameaçadas de extinção.

Para nos facilitar a tarefa de obter o nível de gordura monossaturada necessário a nos manter saudáveis e baixar o risco de doenças cardiovasculares, é minha intenção produzir suplementos nutricionais à base de óleo de macadâmia combinado com os ácidos graxos essenciais GLA, EPA e DHA. Esses suplementos obedecerão a exigências estritas para suprir sua necessidade de gordura. Alertarei o público sobre a disponibilidade dos suplementos na minha página da Internet: www.thehamptonsdiet.com.

Acesse também meu site para obter informações sobre minha nova linha infantil de produtos alimentícios saudáveis de baixo carboidrato. A vida toda sonhei em criar produtos de que as crianças gostassem e que lhes fizessem bem. Espero lançar à venda esses produtos, portanto, visite sempre o meu site.

A gordura monoinsaturada está prestes a dominar também o mercado de laticínios. Atualmente, na Austrália, com uma fatia de quase 5% do mercado e, em breve, no Canadá, Estados Unidos e Europa existe um leite isento de ácidos graxos trans. Quase toda a gordura saturada foi eliminada desse leite e substituída por gordura monoinsaturada. A empresa que o produz também criou outros laticínios ricos em monoinsaturados, inclusive queijo e iogurte. A importância de uma dieta rica em gordura monoinsaturada — como a Dieta dos Hamptons — só agora começa a ser plenamente entendida, e nessa medida vai sendo criada a tecnologia que torna disponíveis os alimentos adequados a essa dieta. Estou muito entusiasmado com esses produtos. Quando forem comercializados nos Estados Unidos, divulgarei a informação para compra em minha página da Internet.

Empresas fornecedoras de suplementos

Conforme prometi, nesta seção recomendo empresas fabricantes de suplementos que, em minha opinião, vendem produtos de qualidade.

Contemporary Nutrition. Essa empresa orgulha-se de fabricar produtos exclusivamente combinados usando ingredientes bem pesquisados e testados. É a distribuidora exclusiva de Lean Mystique, um suplemento perfeitamente adequado à Dieta dos Hamptons. Também está disponível via Internet, no endereço www.CNIdirect.com/diet.

Source Naturals. Essa empresa vanguardista criou mais de 400 variedades de suplementos, inclusive vitaminas, minerais, produtos fitoterápicos, aminoácidos e nutracêuticos (produtos farmacêuticos nutricionais) programados para corrigir a causa original de desequilíbrios. Seu alvo são os sistemas corporais múltiplos interdependentes, em uma abordagem verdadeiramente holística. Produtos notáveis da empresa incluem:

Gluco-Science: Fomenta o metabolismo saudável da glicose e do carboidrato e ajuda a regular a sensibilidade e a absorção da insulina pelas células.

HeartScience: Trata a complexidade das doenças cardíacas a partir de diversos ângulos, inclusive a regulação da homocisteína, o ritmo elétrico, a integridade dos vasos sangüíneos e a geração de energia.

Inflama-Rest: Ajuda a corrigir as numerosas causas da inflamação e do desequilíbrio que a superabundância de gordura pró-inflamatória ômega-6 causa em nossa dieta.

L-Carnosina: Ajuda a reduzir a glicação, processo no qual o DNA e as proteínas são danificados pela glicose; auxilia o controle lipídico e está associada a benefícios no combate ao envelhecimento.

Os produtos da Source Naturals estão à venda em lojas de produtos naturais mundo afora. Para encontrar um revendedor perto de você ou conseguir mais informação, visite o site www.sourcenaturals.com.

Perguntas freqüentes sobre a Dieta dos Hamptons

Na maioria das vezes, você não listou nos cardápios o tamanho das porções, por quê?

Ao preparar os cardápios, configurei-os de tal forma que o leitor não precisa se preocupar com o tamanho das porções. Também achei que os leitores, ao executarem as receitas, começariam a formar uma idéia do tamanho das porções, e, dessa forma, a adotar um novo comportamento.

Esta é na realidade uma dieta de baixa caloria disfarçada de dieta de baixo carboidrato?

Não, a Dieta dos Hamptons funciona por meio da eliminação dos alimentos nocivos que seu corpo não metaboliza bem. Quando o corpo metaboliza ativamente os alimentos e aumenta seu efeito térmico, você perde peso com mais rapidez e eficiência.

Posso usar receitas de outros livros na Dieta dos Hamptons?

Claro que pode, basta usar o óleo de macadâmia em todas as receitas.

Se eu for um atleta de competição posso acrescentar mais carboidrato antes de um evento?

Naturalmente. Sugiro que você, no mínimo, dobre sua quantidade de carboidrato um ou dois dias antes do evento, para acumular glicogênio nos músculos.

As frutas podem ser substituídas por sucos de frutas?

De jeito nenhum. O suco de frutas é um belo disfarce para o açúcar, sem nenhum valor nutricional. As frutas contêm fibras e fitoquímicos saudáveis.

Posso continuar a comer da mesma forma que antes, substituindo apenas o óleo pelo óleo de macadâmia australiano de primeira qualidade e ainda perder peso?

Não. A não ser que já esteja seguindo uma dieta de redução de carboidrato, você deve cortar o açúcar simples e o carboidrato refinado e adotar os cardápios planejados que forneço neste livro.

Como poderei usar o óleo de macadâmia para passar no pão em lugar da manteiga?

Isso é fácil. Você só precisa adicionar 500g de manteiga orgânica a 1 xícara de óleo de macadâmia, mexer até a mistura ficar homogênea e colocá-la no refrigerador. É delicioso.

O que posso levar comigo quando viajar?

Nozes de macadâmia, naturalmente, ou qualquer tipo de nozes ou amêndoas. Uma mistura de legumes, como pimentão, pepino e abobrinha, também funciona. Em caso de emergência, você sempre pode usar um shake de baixo carboidrato ou uma barrinha de proteína, mas lembre-se do que adverti em relação a esses produtos.

Posso selecionar meus sete cardápios diários favoritos e ficar repetindo muitas vezes?

Sem dúvida, mas isso levaria ao tédio, que é uma das desculpas mais comuns para se interromper um programa dietético.

Posso substituir a refeição de um dia pela de outro dia?

Você pode fazer isso desde que permaneça dentro dos limites da contagem recomendada de carboidrato — confira no cardápio planejado.

Meu médico afirma que as dietas de baixo carboidrato não passam de modismo. Qual a sua opinião a respeito?

O baixo carboidrato veio para ficar, pois é a forma mais saudável de se alimentar. Foi demonstrado que reduz os fatores de risco das doenças cardiovasculares, o peso e o risco de diabetes. Com o acréscimo do óleo de macadâmia australiano e a ênfase da Dieta dos Hamptons na gordura monoinsaturada, o baixo carboidrato tornou-se mais saudável que nunca.

Outras dicas de alimentação saudável

1. Nunca pule uma refeição. Isso deixará você com mais fome e seu metabolismo não irá funcionar com eficiência necessária. Pular refeições é a causa mais comum de se comer em excesso e ceder à tentação das guloseimas.
2. Sempre coma algo antes de tomar uma bebida alcoólica. As pessoas costumam se intoxicar mais depressa quando estão em dieta, e a ingestão de bebidas pode levar aos lanchinhos indesejados.
3. Não perca de vista o contexto maior. Procure sempre aderir à sua meta, que é ser mais saudável e perder peso. Se estiver comprometido com os objetivos, achará impossível afastar-se deles. Faça de conta que seu novo programa tem a mesma importância que a vida profissional ou a família (o que, aliás, ele realmente tem).

4. Experimente legumes como entrada. Basta branqueá-los (colocá-los no vapor por cerca de 30 segundos) e depois mergulhá-los em queijo cremoso, manteiga de amendoim ou creme de leite azedo.
5. Procure comer antes de sair para uma festa ou outras atividades sociais. Essa atitude é conhecida como alimentação defensiva. Se fizer assim, mais tarde ficará menos faminto e menos propenso ao consumo de algum alimento indevido.
6. Trate suas necessidades dietéticas com importância. Para pequenas reuniões, telefone à anfitriã e pergunte qual será o cardápio e se haverá algo que você possa levar para satisfazer suas necessidades dietéticas. Os vegetarianos fazem isso o tempo todo e ninguém se ofende. Suas exigências dietéticas são tão importantes quanto as deles.
7. Leve consigo um lanchinho. Se o fizer, jamais será apanhado em uma situação em que não tenha nada para comer.
8. Antes de sair de casa, planeje seu dia gastronômico. Na maioria das vezes nós sabemos para que lado o dia nos levará. Planeje onde vai comer e se estiver indo para algum lugar que não conheça leve consigo alimentos saudáveis.
9. Se comer demais ou comer os alimentos errados em uma refeição, não deixe que o episódio se repita no restante do dia e perturbe seu regime alimentar. Foi só um obstáculo na pista; não deixe que se transforme em um retorno. Recomece na próxima refeição. Iniciar o dia da maneira errada não é desculpa para passar o restante do dia ou do fim de semana com o passo errado.
10. Faça melhores escolhas alimentares. Prefira amêndoas, em vez de batatas chips ou *pretzels*; refrigerante dietético (se não puder dispensá-lo), em vez do comum; e no jantar, em vez de batatas, coma uma porção adicional de legumes e verduras.
11. Estabeleça para si mesmo a cada semana uma pequena meta de exercícios físicos. Tente aderir ao objetivo, mas não se considere fracassado se não conseguir cumpri-lo. Seja realista ao estabelecer a meta.

12. No final de cada semana de sucesso na dieta, conceda-se uma recompensa que não envolva comida: vá ao cinema, jogue boliche, compre um novo CD, tome um longo banho de espuma.
13. Beba água. Por vezes, o que nos parece fome é, na verdade, sede que nosso corpo está sentindo.

Apêndice B • A produção de óleo

Certa vez, conversando com um cliente chamado Jim, de 52 anos, expliquei-lhe como os óleos são refinados e como chegam à nossa mesa. Naquela oportunidade, ele me disse: "Esta é a dieta mais fácil que já fiz." Em sete meses Jim havia perdido 34kg e desde os tempos de faculdade não era tão esbelto. Sentia-se maravilhoso, parou de tomar remédios para diabetes e hipertensão e seus níveis de colesterol e triglicerídeos estavam melhores que em qualquer outra época. Ele atribuía tudo isso ao fato de ter-se tornado rico em monoinsaturados. Antes de nossa conversa, não tinha a menor idéia de que os óleos passassem por tanto processamento até chegar à mesa do consumidor. Sempre pensou que a decisão correta era usar exclusivamente azeite de oliva. Declarou-me que a única razão de ter conseguido aderir a essa dieta — e a única razão de ela ter funcionado — foi usar exclusivamente o óleo de macadâmia australiano, totalmente isento de processamento.

Para aqueles de vocês que estiverem interessados em aprender sobre o fascinante processo de extração do óleo, este apêndice será útil. *Fast Food Nation* prestou um grande serviço ao expor o trabalho dessa indústria, e, embora eu não tenha a pretensão de ser tão meticuloso quanto foi Eric Schlosser, considero esta uma breve resenha do modo como os óleos comestíveis chegam à nossa mesa. Ela deverá ajudar você a se convencer ainda mais dos benefícios do óleo de macadâmia australiano e de qualquer outro gênero alimentício sem processamento ou minimamente processado.

Prensagem na pedra

Método tradicional de se extrair óleo de sementes e de azeitonas. Ainda se emprega para certos azeites de oliva muito caros. O processo gera pouco calor, portanto, o óleo preserva todos os antioxidantes naturais.

Prensagem hidráulica

Forma tradicionalmente usada para extrair o azeite de oliva extravirgem, o óleo do abacate e das nozes. Nesse tipo de prensagem o óleo é espremido da polpa triturada por meio de um peso aplicado do alto, com a ajuda de uma manivela. Entretanto, apesar de ser tradicional, não corresponde à maneira como se faz hoje em dia.

Prensagem mecânica

Esse método, também conhecido como prensagem por expulsores, consiste basicamente no mesmo que a prensagem hidráulica, a não ser pelo fato de serem máquinas que fazem girar a manivela. Porém, como as máquinas conseguem imprimir à manivela mais velocidade que qualquer ser humano, cria-se atrito e este produz calor — temperaturas de até 88°C. Tendo em vista que a prensagem mecânica também é conhecida como prensagem a frio, é importante saber que, na verdade, o produto está sendo aquecido no processamento. Como isso torna necessária uma quantidade maior de matéria-prima para gerar um volume equivalente do produto, ele se torna bastante caro. Para ter certeza de que isso é tudo o que acontece com o óleo que você compra, o rótulo deverá trazer a menção: prensagem 100% mecânica ou por expulsores.

Extração por solvente

Esse método foi inventado para remover o óleo remanescente na polpa que sobrou do método anterior, cerca de 10%. Durante esse processo, a matéria-prima residual é exposta à ação do hexano, um solvente volátil considerado cancerígeno pela agência de proteção ambiental dos Estados Unidos (EPA). O óleo é então aquecido a cerca de 110°C, para que o solvente supostamente se evapore. Porém, na maioria dos óleos comerciais, traços microscópicos de hexano ainda são encontrados.

Extração mecânica/por solvente

Esse é o método mais comum utilizado atualmente e a principal razão pela qual os azeites de oliva têm preço tão baixo. A matéria-prima é esmagada a temperaturas de até 110°C. O óleo é então espremido a uma pressão extremamente elevada, que o deixa ainda mais aquecido. Durante esse processo o óleo é exposto à luz e ao oxigênio, que podem quebrar ainda mais sua estrutura química, levando à intensificação dos danos causados por radicais livres. Um solvente, normalmente hexano, é introduzido na farinha para extrair os últimos 10% do óleo. Qualquer resíduo de pesticida na matéria-prima ficará aderido durante o procedimento com solventes. A seguir, o óleo é aquecido para remoção do solvente e a alta temperatura leva as ligações fracas da gordura poliinssaturada a se romperem (canola, açafroa, girassol etc.), criando assim ainda mais radicais livres. As propriedades antioxidantes e os conservantes naturais do óleo se perdem e precisam ser adicionados conservantes como o BHT e o BHA — substâncias suspeitas de causar câncer.

Extração do óleo MacNut

Esse é um sistema especializado de extração mecânica, no qual o óleo é extraído em ambiente livre de oxigênio e de luz. Os expulsores são mantidos a temperaturas muito baixas, cerca de 21°C, e os equipamentos fabricados com metais não-reativos, como o aço inoxidável. Esse processo mantém intacto o conteúdo de ácidos graxos, não destrói os antioxidantes e conservantes naturais e diminui a probabilidade de danos causados pelos radicais livres. Nenhum solvente químico é utilizado. As nozes foram testadas pelo governo australiano para análise de resíduos de pesticidas e nada foi encontrado. O cultivo das nozes se deu sob as condições climáticas ideais da Austrália — elas são 100% prensadas por expulsores sob condições frias e o óleo não é extraído, filtrado ou engarrafado quimicamente. A vitamina E, os carotenos, a clorofila, os fitosteróis e os fosfolipídios, como a lecitina, que existem naturalmente, podem ser encontrados no óleo MacNut. O tempo de estocagem é de cinco anos, se o produto for mantido em condições ideais. O óleo MacNut apresenta níveis elevados de vitamina E natural, portanto, não precisa do acréscimo de conservantes, ao contrário de outros óleos, aos quais são normalmente adicionados os conservantes químicos BHT e BHA para garantir a duração do produto. Até mesmo outros óleos de macadâmia recebem vitamina E para prolongar o tempo de armazenamento, o que não ocorre com o óleo MacNut.

Outra vantagem do modo de produção do MacNut é o fato de ser manufaturado em uma instalação que processa exclusivamente as nozes de macadâmia. Não existe o risco de contaminação cruzada para as pessoas sensíveis ao amendoim. E o melhor de tudo é o processo todo se resumir a isso — nenhum outro refino é realizado. Na verdade, o óleo MacNut pode ser considerado não-refinado. Ele é simplesmente prensado, filtrado e engarrafado. Não há remoção da goma, desodorização, descoloração ou qualquer outra alteração.

Quando explico esses aspectos a meus pacientes, eles imediatamente querem sair para comprar o óleo MacNut e jogar fora os demais. Não posso condená-los por isso. Perguntem a Marjorie. Ela saiu do manequim 60 para o 48 em oito meses de Dieta dos Hamptons. Vinha seguindo uma outra dieta de baixo carboidrato sem alcançar grande sucesso quando uma amiga lhe contou sobre o meu método. A ela agradou a idéia de comer carboidratos benéficos, pois não havia jeito de imaginar uma vida sem carboidrato. Também queria aprender tudo sobre os óleos também benéficos. Sabia que a questão de gordura não se resumia à liberdade de comer tanta gordura quanto tivesse vontade. Depois de mudar para o óleo MacNut ela começou a perder peso em uma semana, e agora está encantada com seu corpo esbelto e rico em monoinsaturados.

A árvore da macadâmia, conhecida cientificamente como *macadamia integrifolia,* é nativa da província de Queensland, no sudeste australiano, onde cresce nas florestas tropicais junto aos cursos d'água. A macadâmia foi introduzida no Havaí em 1881 e, na ocasião, só foi usada como planta ornamental para reflorestamento. Só em 1948, quando diversas espécies híbridas foram introduzidas, a indústria de comercialização da noz de macadâmia começou a prosperar no Havaí.

É importante notar que as espécies havaianas são artificialmente híbridas — o clima do Havaí não é adequado à espécie original da macadâmia australiana. Com suas noites quentes, o Havaí nunca esfria o suficiente para produzir as nozes ideais. Contudo, as produzidas lá são muito saborosas. Contar com as condições de clima, solo, chuvas e insolação ideais para o cultivo da macadâmia destinada à extração do óleo é tão importante quanto a criação de animais com suas dietas naturais para a produção de carne orgânica. As mesmas diretrizes se aplicam também aos azeites de oliva.

A parte comestível da noz de macadâmia cresce no interior de uma castanha muito dura, envolvida em uma casca externa macia, que a protege do ataque de toxinas residuais, insetos e outras pragas.

As nozes das árvores australianas contêm cerca de 80% de óleo. As nozes havaianas apresentam um conteúdo oleoso mais variável, que oscila de 65 a 75%. Essa diferença se deve em parte ao fato de as nozes havaianas terem sido cultivadas como nozes comestíveis sofisticadas, enquanto as australianas são cultivadas para extração do óleo.

Além das plantações australianas e do Havaí, também há cultivo de macadâmia para extração do óleo na Nova Zelândia, na África do Sul, no Quênia, na América Central e, em quantidade limitada, no sul da Califórnia. Uma árvore bem desenvolvida de dez anos produzirá, anualmente, cerca de 25kg de nozes. Depois de colhidas, as nozes precisam ser descascadas e espalhadas em lugar fresco e seco, protegido do sol. Qualquer contato das nozes com umidade, alta temperatura ou luz solar nesse estágio resultará em danos em suas qualidades ácido-graxas. Elas precisam, então, ser removidas da castanha, tarefa bastante dificultada pela dureza do material.

À semelhança de qualquer óleo extraído de fonte vegetal, o óleo de macadâmia não contém colesterol. Mesmo sem registrar alta quantidade de ácidos graxos ômega-3, o óleo apresenta a perfeita proporção de 1:1 que visamos obter. Se você faz sua própria comida, o emprego de óleo de macadâmia e a ingestão de um suplemento de GLA lhe fornecerá todo o necessário em matéria de ácidos graxos ômega-6.

Além de ter o perfil ácido-graxo perfeito, as nozes de macadâmia são ricas em vitaminas, minerais, polifenóis, flavonóides, antioxidantes e outros aminoácidos. As nozes, por exemplo, são ricas em potássio, e, assim, para repor esse mineral, você não precisa comer banana, fruta que possui alto teor de açúcar. Apresentam também nível alto de magnésio, cálcio, selênio, vitamina E, niacina e ácido fólico e contêm quantidade menor de manganês, cobre e zinco. Outras vitaminas encontradas naturalmente nas nozes em pequens quantidade são o ácido pantotênico, a riboflavina e a tiamina. Quanto aos aminoácidos, as nozes de macadâmia são ricas em glutamina, leucina, tirosina e alanina. A glutamina protege os intestinos e a tirosina é um precursor da serotonina, a substância química do cérebro que causa sensação de euforia.

A cantora pop Marsha, veio me procurar com um segredo — sofria de diabetes. Estava petrificada ante a perspectiva de ganhar peso com o passar dos anos; precisava se preparar para a festa da entrega dos prêmios Grammy e queria ter a melhor aparência possível. Estava tomando remédios para regular a glicose do sangue, mas na verdade queria parar de tomá-los, pois haviam provocado aumento de peso.

Coloquei-a na Dieta dos Hamptons, recomendando-lhe que fizesse sua cozinheira usar o óleo MacNut para aumentar seu nível de gordura monoinsaturada e prescrevi um suplemento de óleo de peixe. No dia seguinte telefonou-me incrédula, perguntando se de fato podia comer tudo o que eu lhe recomendara, pois estava habituada a passar fome quando fazia dieta. Enfatizei que ela deveria comer os alimentos dos cardápios que lhe dei, recomendando que não perdesse nenhuma refeição. Dentro de seis semanas havia perdido 2,3kg, o que não era muito, e precisava perder ainda mais. O melhor resultado foi seu nível de glicose no sangue estar melhor que em qualquer outra época. E reduzimos sua medicação à metade. Hoje ela já parou de tomar qualquer remédio e tem excelente contagem de glicose no sangue — a melhor de sua vida.

Óleo MacNut x óleo de macadâmia

Glen, escritor famoso (muito mais que eu) e freqüentador regular dos Hamptons, veio a meu consultório em busca de ajuda para perder 18kg acumulados durante os meses de inverno. Ele gostava de freqüentar os lugares mais movimentados da área e passava horas comendo elaboradas refeições preparadas por alguns dos melhores chefs do mundo; relaxava horas a fio ao pé da lareira, a contemplar as ondas se quebrarem no mar — formas pouco energéticas de desfrutar a boa vida que a região tem a oferecer, mesmo no inverno. Embora com freqüência viajasse para Palm Beach e St. Barth no inverno, ele preferia climas mais frios e a proximidade de casa com seus cavalos. Tinha 50 anos e no verão era um ávido jogador de pólo;

portanto, eu sabia que ele seria capaz de manter o peso depois de emagrecer. Concedeu-me oito semanas para ajudá-lo, com prazo final no Memorial Day. Ora, como bem sabem todos vocês que já fizeram dieta, não era eu quem tinha de fazer alguma coisa — era dele que tudo dependia.

Expliquei-lhe o segredo da Dieta dos Hamptons — o óleo de macadâmia. Ele concordou em usar o óleo, interrompeu seu outro programa dietético e marcou nova consulta para duas semanas depois. Naquela quinzena só perdeu 900g e ficou bastante frustrado. Finalmente, admitiu que estava usando outra marca de óleo de macadâmia. Expliquei a ele que os óleos não foram todos produzidos igualmente. Usar um óleo de qualidade é crucial na Dieta dos Hamptons e o dinheiro gasto no produto certo irá contar como dinheiro bem empregado em sua saúde. Imediatamente Glen comprou uma garrafa de MacNut e nas duas semanas seguintes perdeu 3,6kg; em mais seis semanas tinha perdido os 9kg que desejava perder.

O óleo MacNut é óleo de macadâmia australiano 100% puro, fabricado com as melhores nozes. Ele é delicioso e luxuriante, do jeito exato que todos preferem as coisas em Hamptons. E, no dizer de meus pacientes, não sai mais caro do que o azeite de oliva extravirgem engarrafado na origem, de qualidade comparável; e é mais barato que a maioria dos azeites de oliva extravirgens que não são engarrafados na origem. A Dieta dos Hamptons enfatiza a importância de alimentos naturais e saudáveis e o óleo MacNut é o padrão de excelência do que seja saudável e natural, além de, nos Estados Unidos, ser o único óleo de macadâmia australiano que conheço disponível. Assim como você iria preferir azeite de oliva da Itália e champanha da França, também precisa insistir no óleo de macadâmia da Austrália.

Um pouco mais de processamento

Depois de serem extraídos, os óleos precisam ser filtrados para se remover quaisquer partículas antes de engarrafá-los ou submetê-los a etapas adicionais de processamento ou refino. Isto nos fornece mais duas categorias de óleos.

Não-refinados

Esses óleos apresentam alto conteúdo de nutrientes. O óleo MacNut é não-refinado. Os óleos não-refinados são notoriamente instáveis e têm tempo de validade curto. Depois de aberta a garrafa, os ácidos graxos contidos no óleo se combinam com o oxigênio, causando o início da formação de radicais livres. Como resultado, o óleo fica rançoso. Os óleos não-refinados não devem ser usados a temperaturas superiores a 160°C — tal calor pode acelerar os danos causados pelos radicais livres e o processo de oxidação. O óleo MacNut é exceção, por ter em grande quantidade a protetora vitamina E, um poderoso antioxidante. Seu ponto de queima pode ser tão alto quanto 210°C, o que significa poder ser usado para frituras até àquela temperatura e para assar em forno até 230°C, antes que forme qualquer radical livre ou comece a ficar rançoso. Lembre-se desta regra primordial: quanto mais processamento um óleo sofrer, mais comprometido se torna em termos nutricionais — exatamente como qualquer outro produto.

Refinados

Um óleo é refinado para retirada dos componentes bioativos. Assim, são removidos essencialmente a coloração, o odor, os ácidos graxos livres e o sabor. Para começar, é retirada a goma, com uso de ácido cítrico para remoção da lecitina, um fosfolipídio. Depois, é feito o refino com soda cáustica, que acelera a oxidação e gera o sabão. Em seguida, o óleo é alvejado, ou seja, é misturado com terra diatomácea ou argila, para remover a cor e o cheiro. A temperatura na qual se registram esses processos aumenta a cada etapa. Estamos agora a 110°C. O produto é então desodorizado, um processo em que se injeta vapor no óleo sob a alta temperatura de 243°C. Os óleos que contêm grande quantidade de ceras ou estearinas são invernados para reduzir a turvação. O produto é resfriado a cerca de 7°C, essas partículas se transformam em sólidos e o óleo é então filtrado. Depois disso, acrescenta-se BHT e BHA, como conservantes. Em alguns óleos chega-se até a adicionar metilsilicone, para a remoção da espuma. Evidentemente, é importante evitar qualquer tipo de óleo que tenha sofrido semelhantes processos. Isto é o que você recebe ao comprar óleos de canola, de açafroa, de milho, a maioria dos óleos comerciais que provavelmente tem agora na dispensa ou qualquer outro que não seja 100% prensado por expulsores. Trate de jogá-los fora agora mesmo, antes de continuar a leitura, ou certamente acabarão matando você.

Hidrogenação: a formação de ácidos graxos trans

Nesse processo, os poliinsaturados, normalmente líquidos, transformam-se em sólidos à temperatura ambiente. A gordura Crisco é um típico exemplo. Os óleos usados nesse processo são geralmente os mais baratos — de soja, de milho e de canola — e já foram danificados no processo de extração. Então, são misturados com pequenas partículas de metal, em geral óxido de níquel, e aquecidos a temperaturas muito elevadas. Em seguida injetam-se na mistura emulsificantes e amidos, para dar uma consistência melhor, e o produto é purificado a vapor para remover o cheiro desagradável e, em seguida, alvejado. Depois disso, são acrescentados sabores e cores artificiais e o produto finalmente está pronto para chegar às prateleiras do supermercado.

Durante esse processo de aquecimento a estrutura química se altera; o resultado é um ácido graxo trans. Essa configuração possibilita tornar compactáveis os óleos e, a partir daí, eles podem se transformar em sólidos. O processo foi inventado originalmente no final do século XIX e chegou aos Estados Unidos em 1909. Como nos dias de calor a manteiga se derretia e naquela era ainda não se dispunha de geladeiras, a hidrogenação preencheu a necessidade de uma gordura que não derretesse.

Ao longo deste livro venho recomendando que você evite o emprego do óleo de canola e da maioria dos azeites de oliva. A tabela a seguir demonstra as razões para tanto.

A maioria das pessoas pensa que o azeite de oliva é o óleo saudável preferencial, empregando-o quase exclusivamente. Essa era minha posição até começar a entender de que forma os óleos afetam a saúde. Não se pode usar azeite de oliva barato e esperar que seja um produto saudável — simplesmente não dá. E no que me diz respeito, o óleo de canola não tem lugar em nossa cadeia alimentar. Os dados que descobri sobre o azeite de oliva e o óleo de canola me deixaram de cabelo em pé, porque eu, como quase todo mundo, acreditava na maior parte daquilo que lia. Fui induzido como um tolo a acreditar que o azeite de oliva e o óleo de canola, os dois óleos comestíveis mais populares do mundo, eram os indicados.

	Óleo de macadâmia	Óleo de canola	Azeite de oliva
Nível de gordura monoinsaturada	85%	56%	70%
Gorduras saturadas	12%	6%	15%
Proporção ácidos graxos ômega-6: ômega-3	1:1	2,4:1	12:1
Ponto de queima (em °C)	210	107 a 271, dependendo do nível de refino	163

Aos 64 anos, Carrie, uma ex-debutante, formadora do estilo contemporâneo e uma das principais socialites de Nova York, com casas em South Hampton, Palm Beach e uma escondida em ilha do Caribe, veio se consultar porque se sentia cansada o tempo todo. Sim, estávamos no verão, com a cena social em plena efervescência, mas ela simplesmente não sentia nenhum entusiasmo em comparecer ao espetáculo pirotécnico de Boys Harbor ao baile beneficente do hospital de Southhampton ou a qualquer dos outros eventos que atraíam os paparazzi. Ela sempre se interessara por questões de saúde e, durante nossa primeira consulta, quando discutimos elementos básicos, a conversa foi parar em óleos comestíveis. Erguendo a mão, Carrie me disse: "Por esse lado, doutor, não se preocupe: está tudo sob controle. Eu só uso azeite de oliva para cozinhar e óleo de canola no tempero das saladas. Há anos venho fazendo assim."

Expliquei-lhe os problemas associados aos dois tipos de óleo e ela ficou chocada, porém feliz em mudar, pois realmente desejava sentir-se melhor.

Dentro de duas semanas voltou ao consultório informando que sentia renovado vigor e já não precisava dormir tanto quanto antes. Ao final de seis semanas sentia-se de volta à sua antiga disposição e tinha perdido aqueles perturbadores 5kg dos quais pensara jamais conseguir se livrar com a idade que estava. Também havia organizado às pressas uma das festas mais comentadas do ano, da qual tinha sido a anfitriã, em uma praia escondida próxima à Georgica Pond. Ela adorou o fato de que a dieta fosse tão fácil de seguir e custava-lhe acreditar o quanto suas refeições se tornaram deliciosas depois da mudança para o óleo de macadâmia.

Fatos sobre o azeite de oliva

O azeite de oliva varia de sabor, de corpo e de aroma dependendo do tipo de azeitonas usadas, do solo e do clima no qual foram cultivadas, a época em que foram colhidas e o método de prensagem. Todos esses fatores fazem muita diferença na determinação dos benefícios do azeite de oliva para a saúde.

Para a classificação do óleo existem algumas diretrizes internacionalmente reconhecidas, porém não há muitas para regular a produção. A Espanha é o maior produtor de azeite de oliva, mas este também pode vir de muitos outros países, inclusive Grécia, Itália, Tunísia, Turquia, Estados Unidos e outras regiões. Embora a Espanha seja o maior produtor, a Itália é considerada pelo mercado mundial a produtora da melhor categoria de azeite de oliva.

As regiões da Toscana e da Úmbria produzem óleos mais verdes, mais frutados e picantes, porque são produzidos com azeitonas que ainda não estão maduras. Os azeites provenientes da Ligúria, da região francesa da Provença ou da região de Apúlia são de cor dourada, são mais doces e apresentam um sabor de nozes mais acentuado que os outros óleos. Essas variedades sulistas são produzidas com azeitonas maduras.

As azeitonas são colhidas em diferentes momentos do ano, dependendo das geadas na região de cultivo. Nas áreas onde não há geada as azeitonas são colhidas em janeiro e fevereiro; o que é mais comum nas regiões meridionais da Itália. Nas regiões mais sujeitas a geadas a época da colheita é novembro e dezembro. Para garantir a máxima qualidade das azeitonas, elas devem ser colhidas um pouco antes de amadurecer e prensadas no próprio dia, antes da fermentação, que normalmente começa no prazo de três a quatro horas após a colheita. Os melhores azeites de oliva são extraídos de azeitonas que foram colhidas manualmente ou derrubadas do galho com varas. São necessárias, aproximadamente, 1.500 a duas mil azeitonas para produzir 950mL de óleo.

Os azeites de oliva são processados por variadas formas e o processamento em si é crucial para a produção de um bom óleo. A criação de um azeite de oliva superior é semelhante à produção de um bom vinho — e mais cara. O vinho pode ser manipulado durante o processo de fermentação, mas o azeite de oliva não. O sabor e a textura do azeite de oliva provêm exclusivamente das azeitonas; é possível torná-lo insípido, mas é impossível acrescentar-lhe sabor.

Como o azeite perde a virgindade

O azeite virgem

Para receber a qualificação de azeite de oliva virgem, os azeites devem ser prensados exclusivamente por meios físicos, tais como a prensagem na pedra ou a prensagem hidráulica, sob condições que não acarretem a decadência física do óleo. Ele não pode passar pelas etapas restantes do processo de refino e não se pode usar solventes no processo. O óleo pode ser submetido a lavagem, decantação, centrifugação e filtragem. Essas etapas dão ao produto sabor e textura mais leves e o óleo resultante é às vezes vendido como light, dotado de nível de acidez acima de 1%, mas abaixo de 2%.

Azeite extravirgem

Esse óleo é preparado da mesma forma que o azeite de oliva virgem. A única diferença é o nível de acidez ou de ácidos graxos livres presentes no produto final. O extravirgem precisa apresentar um nível de acidez inferior a 1%. Quanto menos acidez, melhor o produto.

Azeite de oliva puro

O azeite de oliva comum por vezes traz no rótulo a palavra *puro*. Esse tipo de azeite de oliva virgem não tem o sabor de produto de qualidade por causa de seu alto nível de acidez e precisa ser misturado com um azeite virgem de categoria melhor para tornar-se palatável. Esse óleo passa por processamento e seu nível de gordura monoinsaturada é variável, como são variáveis sua cor, aroma e sabor, dependendo da quantidade de óleo virgem comum que o fabricante adiciona a ele.

Óleo de bagaço de azeitona

A indústria de restaurantes normalmente utiliza esse óleo, que tem um perfil ácido-graxo deficiente em decorrência do nível de processamento. É derivado da parte da azeitona conhecida como bagaço, material que sobra depois da prensagem ou da centrifugação. Para extrair o óleo do bagaço é necessário o emprego de solventes.

Azeite de oliva leve

O azeite de oliva leve é normalmente o azeite de oliva altamente refinado, que foi submetido ao vapor e alvejado com peróxido para adquirir cor e sabor mais suaves.

Nível de acidez

O azeite de oliva extravirgem se distingue das demais categorias pelo nível de acidez. O azeite de oliva mais fresco que se extrai de azeitonas verdes cultivadas nos climas mais frios normalmente apresenta um baixo nível de acidez, cerca de 0,5%, ou menos. Quanto mais reduzido o nível de acidez, mais altas serão as concentrações de polifenóis e antioxidantes.

A acidez lipídica livre de um óleo é uma medida direta de sua qualidade e reflete o cuidado que se adotou desde a colheita, a extração, a venda e o consumo do óleo. A mensuração da acidez lipídica livre (ALL) é um procedimento simples realizado em todos os óleos comestíveis. O grau de ácidos graxos livres também afeta o ponto de queima do produto, o que reflete o nível de estabilidade de um óleo. Quanto menor o ALL, menos danificado o produto. O óleo de macadâmia australiano é comparável e superior ao azeite de oliva em qualquer aspecto de suas características saudáveis. Realmente não há substituto para ele, se você deseja se tornar rico em monoinsaturados, perder peso e ficar saudável com a Dieta dos Hamptons.

Os peróxidos são produtos primários da oxidação do azeite de oliva. Quanto mais rançoso ou oxidado o óleo, maior a quantidade de peróxidos que contém. Isso se aplica a qualquer óleo comestível e é uma boa medida da insalubridade de um produto oleoso. O máximo valor de peróxido do óleo de macadâmia australiano é 2,0. O valor médio de peróxido do azeite de oliva é 3,5.

A mitologia do azeite de oliva

Alguns fabricantes misturam óleos refinados e virgens para obter um nível melhor de acidez e poderem assim rotular de extravirgem seu produto. Outros despacham-no para engarrafamento na Itália, o que permite ser rotulado como produto daquele país. Em conseqüência disso, um rótulo que diga extravirgem já não distingue dos demais um óleo de qualidade. "Prensado a frio" é um termo obsoleto e continua a ser usado para levar o consumidor a julgar que um óleo merece ser comprado. Na indústria do azeite de oliva existe um mínimo de leis que garantem a veracidade dos rótulos.

Esteja ciente da possibilidade de serem encontrados aditivos em um azeite de oliva. Um aditivo interessante que não custa caro para fabricar é o óleo de avelã. Muito semelhante ao azeite de oliva, transforma-se em um aditivo perfeito para os fabricantes pouco éticos incluírem no azeite de oliva. A semelhança é tamanha que se torna difícil detectar sua presença, mesmo na análise por cientistas. O óleo de canola e outras modalidades mais baratas são por vezes misturados ao azeite de oliva, mas esses aditivos aparecem facilmente nos óleos quimicamente testados. Os distribuidores de azeite de oliva de fato sabem o que estão vendendo. Ouvi de um distribuidor o seguinte comentário: "Pelo preço baixo, os clientes sabem que eu não posso estar vendendo azeite de oliva 100% extravirgem; mas, ainda assim, eles compram."

Se você quiser o azeite de oliva extravirgem mais saudável vá além dos rótulos e ignore a popularidade dos tipos de óleo prensados a frio. Para ter certeza de estar comprando a mais alta qualidade de azeite de oliva que você pode pagar, procure os seguintes atributos:

- Nível de acidez: quanto mais baixo o nível de acidez, melhor a qualidade do óleo.
- Data de engarrafamento: use dentro do prazo de um ano após embalado.
- Local de origem: a menção é exigida em todos os óleos engarrafados; quanto mais fria a região, mais saudável o óleo.

Óleo de can-alha

O apelido que dei ao óleo de canola é "óleo de can-alha". Como a canola é uma substância totalmente artificial, achei que merecia um nome ridículo.

O óleo de canola é derivado da semente de colza, planta que faz parte da família da mostarda, que também inclui brócolis, couve, repolho e as folhas da mostarda. Os métodos modernos de processamento do óleo de canola são o que o transforma em um óleo canalha. O óleo é removido da semente por uma combinação de prensagem mecânica em alta temperatura e extração por solvente. Em seguida ele é refinado, alvejado e submetido à remoção da goma, e cada etapa exige a exposição a altas temperaturas e produtos químicos. Como o óleo refinado de semente de colza contém grande quantidade de ácidos graxos ômega-3, o óleo facilmente fica rançoso e malcheiroso durante esses processos em altas temperaturas. Em conseqüência disso, precisa sofrer outro processo de refino, chamado desodorização, que remove grande percentagem dos ácidos graxos ômega-3 pela conversão destes em gordura trans. Esse processo é a causa do alto nível de gordura trans geralmente encontrada no óleo de canola.

O óleo de canola que chega às prateleiras dos supermercados foi refinado, aquecido e danificado de forma irreversível. Além disso, o óleo de canola empregado nos alimentos processados é hidrogenado e transformado em gordura trans nociva, o que, para todo e qualquer propósito, torna o óleo impróprio para ser ingerido, quando não mortal. Se você não aproveitar mais nada deste livro, pelo menos fique consciente dos perigos do consumo do óleo de canola. Preciso ser o mais eloqüente possível em persuadir as pessoas a evitar o consumo desse produto prejudicial. Mesmo alguns dos mais sofisticados autores da área de saúde ainda dão informações sobre esse produto como se ele fosse saudável, quando nada poderia estar mais longe da verdade. Agora você está ciente dos fatos que falam por si próprios.

Sim, quero que você perca peso, porém que o faça de forma saudável. Este livro lhe mostra como se alimentar para o resto da vida. *A dieta dos Hamptons*, um dos primeiros livros de dieta a surgir na esteira da onda de dietas de baixo teor de gordura, foi escrito por alguém que trabalhou lado a lado com o inovador das dietas de baixo carboidrato, o dr. Robert Atkins. Este livro explora a base racional científica por trás dos perigos de uma dieta de baixa gordura e nos orienta para onde seguir na linha de vanguarda, ao estilo dos Hamptons.

Espero que você tenha gostado deste livro e agora esteja munido da informação necessária para ficar saudável e perder peso. Convido você a ficar rico — em monoinsaturados — e magro!

Índice de receitas

Você pode adquirir os títulos da Editora Best*Seller*
por Reembolso Postal e se cadastrar para
receber nossos informativos de lançamentos
e promoções. Entre em contato conosco:

mdireto@record.com.br

Tel.: (21) 2585-2002
Fax: (21) 2585-2085
De segunda a sexta-feira,
das 8h30 às 18h.

Caixa Postal 23.052
Rio de Janeiro, RJ
CEP 20922-970

Válido somente no Brasil.

www.editorabestseller.com.br

Este livro foi composto na tipologia Classical Garamond,
em corpo 11/17, impresso em papel off-set $75g/m^2$,
no Sistema Cameron da Divisão Gráfica da Distribuidora Record.